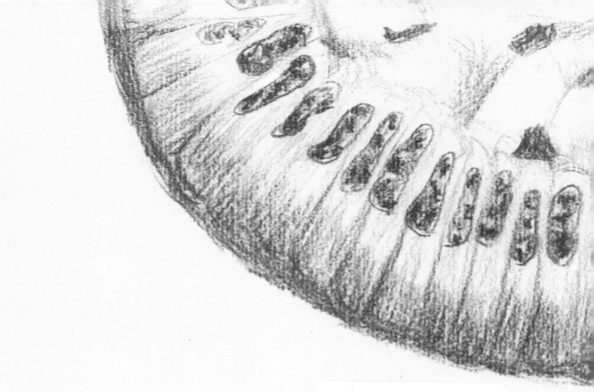

绘图 帮你 永远 记住 人体 微细 结构……

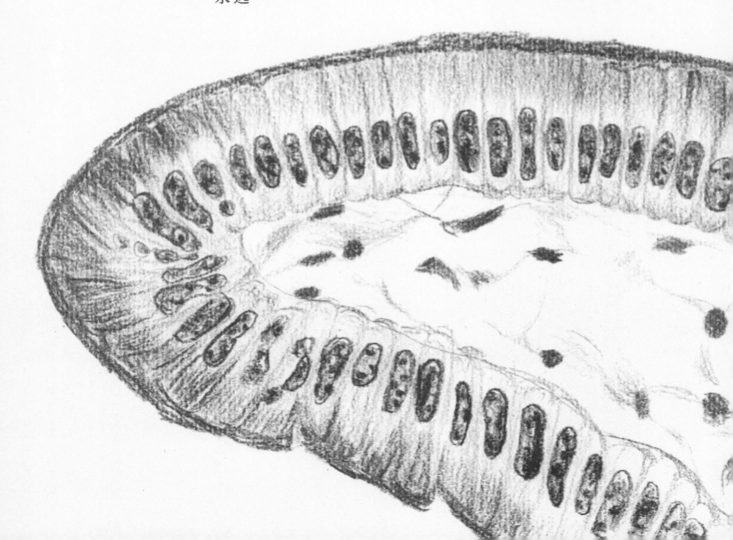

零基础绘图学组胚

主　编　隋鸿锦　马海英

副主编　于胜波　丁艳芳　宋　阳

编　者（以姓氏笔画为序）

丁艳芳　于胜波　马海英　刘　渤　孙诗竹
宋　阳　周　欣　胡莹秋　宫琳琳　隋鸿锦

绘　画

石　好　刘　干　孙诗竹　陈　程　胡莹秋
高天阳　曾金萍

编者及绘画人员单位　大连医科大学

人民卫生出版社

·北京·

图书在版编目（CIP）数据

零基础绘图学组胚 / 隋鸿锦，马海英主编 . —北京：
人民卫生出版社，2022.9
ISBN 978-7-117-33486-0

Ⅰ.①零… Ⅱ.①隋…②马… Ⅲ.①人体组织学 —
人体胚胎学 —高等学校 —教材 Ⅳ.①R329.1

中国版本图书馆 CIP 数据核字（2022）第 155382 号

人卫智网	www.ipmph.com	医学教育、学术、考试、健康，购书智慧智能综合服务平台
人卫官网	www.pmph.com	人卫官方资讯发布平台

零基础绘图学组胚
Lingjichu Huitu Xue Zupei

主　　编：隋鸿锦　　马海英
出版发行：人民卫生出版社（中继线 010-59780011）
地　　址：北京市朝阳区潘家园南里 19 号
邮　　编：100021
E - mail：pmph @ pmph.com
购书热线：010-59787592　010-59787584　010-65264830
印　　刷：三河市潮河印业有限公司
经　　销：新华书店
开　　本：889 × 1194　1/16　印张：15
字　　数：475 千字
版　　次：2022 年 9 月第 1 版
印　　次：2022 年 11 月第 1 次印刷
标准书号：ISBN 978-7-117-33486-0
定　　价：78.00 元
打击盗版举报电话：010-59787491　E-mail：WQ @ pmph.com
质量问题联系电话：010-59787234　E-mail：zhiliang @ pmph.com
数字融合服务电话：4001118166　E-mail：zengzhi @ pmph.com

前　言

　　组织学与胚胎学是一门重要的医学基础形态学课程，也是各专业医学生初入医学之门的一门主干课程。经过多年的教学经验，我们发现学生在从高中知识到医学专业知识的学习转换过程中，普遍认为知识内容多，知识点复杂，特别是微细结构抽象、晦涩难懂，难以通过文字理解胚胎动态发育过程，而这些可能直接影响学生对后续相关课程的学习兴趣和认知。近年来，新兴的多媒体技术、数字化学习平台的发展在很大程度上辅助了学生的学习理解过程，但是如何激发学生的主动思考和创新思维，还需要学习者将知识在自己的大脑中反复折叠、融会贯通，并最终能够准确完整地输出。

　　在形态学的教学过程中，图片和模型对于学生的理解及记忆非常重要。在教学实践中，教师边绘图边讲授，学生边听课边跟着绘图，改善了课堂学习的枯燥体验，有效地调动了学生的积极性，激发了学生的潜能。我们也发现，组织学与胚胎学课堂笔记和实验报告中通过绘图进行记录的学生通常成绩更好。因此，本书针对形态学科的特点，归纳了多位教学基本功过硬、教学经验丰富的教师的教学方法，根据组织学与胚胎学教学大纲，突出教学重点和难点，通过教师分步骤边绘图边讲解的方式，由简单到复杂，图文并茂，最后配以真实的切片图，使学生在学习过程中达到边理解边绘图、绘完即懂、深刻记忆的效果，使复杂知识简单化。本书在每章的开始编写了以问题为引导的知识导读，并在绘图的知识点归纳中给出参考答案，激发读者的学习兴趣。

　　全书的主要内容包括：①正常人体的组织结构分步骤手绘图和切片图部分，包括 89 个知识点，共计 389 幅手绘图，58 幅切片染色图；②正常胚胎发育和有关先天畸形分步骤手绘图部分，包括 32 个知识点，共计 166 幅手绘图；③学生绘图大赛优秀作品插图部分，共计 15 幅，部分为全国的获奖作品，以开拓学生的视野和培养创新性思维。

　　本书以大健康理念为背景，以普及医学科普知识为导向，以创新能力培养为指导思想，以引领独特有效的学习方法为目标，将科学性和艺术性相结合，是开创性的作品。本书的编著力争满足医学生对专业知识学习的准确性和简易化相结合的需求，而不求绘图技巧的专业性，这样也可以鼓励更多没有绘图技巧的青年教师和学习者，通过本书的学习，大胆地拿起彩笔进行教与学，也是对科研绘图的初步引领。

　　本书井然有序又一目了然的知识构架有助于读者形态学科学习方法的建立和对知识点的形象记忆及巩固，简明、生动的图片有助于读者对胚胎正常发育和先天畸形病理成因的理解，所以本书对医学相关专业研究生、临床医生以及医学爱好者等也是有意义的。

　　由于编者的水平有限，书中一定存在许多缺点和不足，衷心欢迎各位同道和读者朋友们提出宝贵的意见，以便为今后的修订工作提供参考，使本书的质量得以不断提高。感谢全体参编老师的辛勤付出！

隋鸿锦

2022 年 3 月于大连

目 录

第一部分 组 织 学

第二部分　胚　胎　学

第一部分

组织学

第一章 细 胞

知识导读:

你知道与细胞膜有关的诺贝尔奖吗?

细胞的超微结构

1. 细胞膜脂质双分子层(模式图)

图 1-1A

公认的生物膜结构为"液态镶嵌模型",其化学成分主要是脂质分子、蛋白质分子和糖类分子。脂质分子包括一个亲水极的头部(1)和一个疏水极的尾部(2),尾部由两条平行的脂肪酸链构成。

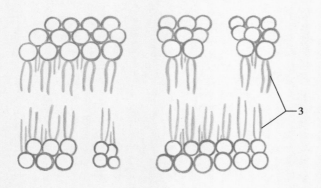

图 1-1B

脂质分子排列呈双层,即脂质双分子层(3),构成膜的骨架。脂质分子的头部露在外部,朝向膜的表面,尾部位于双分子层的内部。

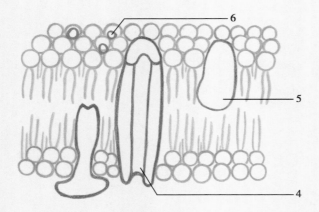

图 1-1C

蛋白质分子分布在脂质双分子层内。膜蛋白可分为内在膜蛋白(4)和外在膜蛋白(5)。内在膜蛋白又称跨膜蛋白,两端暴露于膜的内、外表面,外在膜蛋白附着在膜的内或外表面。膜蛋白可构成膜受体、载体、酶和抗原等;此外,细胞膜还包括糖类、无机盐和金属离子等。膜糖类(6)只分布于细胞膜的外表面。

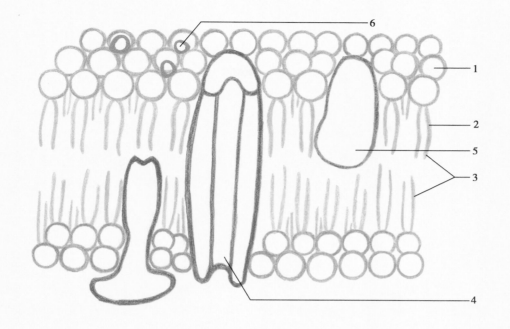

图 1-1 细胞膜脂质
双分子层(模式图)

1. 脂质分子的头部
2. 脂质分子的尾部
3. 脂质双分子层
4. 内在膜蛋白
5. 外在膜蛋白
6. 膜糖类

在透射电镜下,由于细胞膜脂质的亲水极嗜锇性较强,故电子密度高呈致密状,疏水极的嗜锇性弱,故电子密度低呈透明状,因此脂质双分子层呈现平行的"两暗夹一明"的三层结构,也称单位膜。

科学家们通过物质跨膜运输具有选择性的现象,分析并猜测细胞膜是由连续的脂类物质组成的。19世纪50年代,科学家们发现细胞膜不仅是细胞内、外环境的屏障,还是物质交换和信息传递的通道。此后,有4项诺贝尔奖与细胞膜通道及转运机制有关,科学家们通过认识、实践、再认识和再实践的过程,先后证实了离子通道的膜镶嵌结构,发明了膜片钳技术,发现了细胞膜上的 Na^+-K^+-ATP 酶和细胞膜通道。

2. 细胞超微结构(模式图)

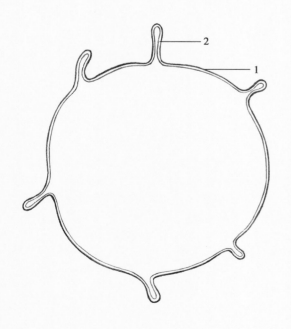

图 1-2A

正常机体内细胞形态各异,为圆形、椭圆形、扁平形、不规则形等,有的有突起或伪足,有些细胞的细胞膜(1)和细胞质向细胞表面伸出细小的微绒毛(2)。在电镜下为双层膜,在光镜下,细胞膜通常不明显,有的细胞界限比较清楚。

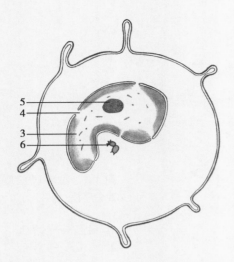

图 1-2B

细胞的种类不同，细胞核(3)的数量、位置和形状也不同，多为圆形或椭圆形，有的呈不规则形；在超微结构中可见核膜为双层膜，核膜上有核孔(4)；多数种类的细胞具有单个细胞核，少数细胞双核、多核或无核；细胞核可居中、偏位或位于周边；有的细胞核中央可见明显的核仁(5)，常染色质电子密度较低，异染色质电子密度较高，常位于核的周边，或不规则分布。中心体多位于核周围，由一对相互垂直的中心粒(6)构成，中心粒呈圆筒状。

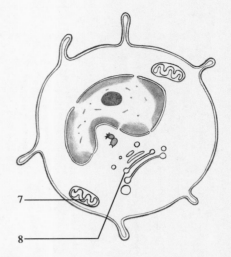

图 1-2C

在胞质中，线粒体(7)常呈椭圆形、圆形或杆状，双层膜中的外膜光滑，与内膜之间有膜间腔，内膜向内折叠形成线粒体嵴，嵴之间有嵴间腔。有的细胞中线粒体嵴为板层状，有的为管泡状；高尔基复合体(8)的主体由平行排列的扁平囊构成，一面凸起，为形成面，其附近有一些小泡，另一面凹陷，为成熟面，大泡位于此面，是高尔基复合体的生成产物。

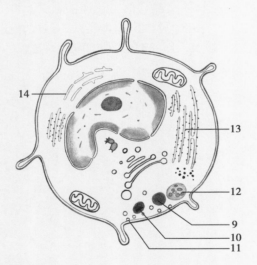

图 1-2D

溶酶体由高尔基复合体成熟面脱离而成，是有膜包被的小体。其中新生成的为初级溶酶体(9)，一般为圆形或椭圆形，内容物呈均质状，电子密度中等；次级溶酶体(10)由初级溶酶体及各种吞噬物融合而成，其内容物非均质状，电子密度不均匀。许多吞饮小泡(11)与初级溶酶体融合形成体积较大的多泡体(12)，其内可见电子密度低的小泡；在分泌蛋白质旺盛的细胞内粗面内质网(13)的扁平囊密集排列呈板层状，其表面有颗粒状的附着核糖体；滑面内质网(14)多呈管泡状，表面没有附着核糖体。

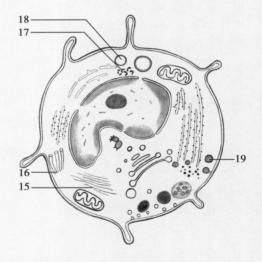

图 1-2E

微丝(15)为细丝状结构，常成束存在，广泛分布于多种细胞中，在运动活跃的细胞的胞质周边、伪足或微绒毛中常见丰富的微丝；微管(16)为细长中空的圆柱状结构，由微管蛋白聚合而成，常数根平行排列；不同种类的细胞中，有时可见包涵物，如电子密度高、无膜包裹的糖原颗粒(17)，中等或低电子密度、无膜包裹的脂滴(18)，内含酶或激素等生物活性物质、有膜包裹的分泌颗粒(19)等。

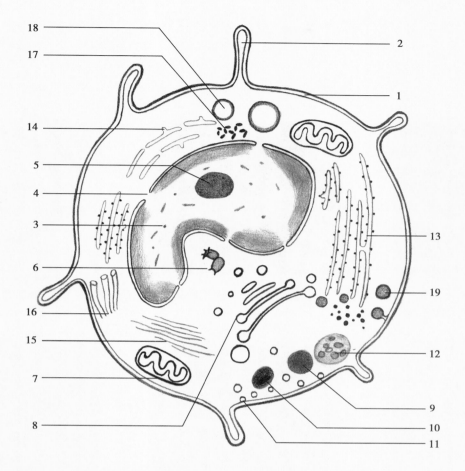

图 1-2 细胞超微结构（模式图）

1. 细胞膜	2. 微绒毛	3. 细胞核	4. 核孔
5. 核仁	6. 中心粒	7. 线粒体	8. 高尔基复合体
9. 初级溶酶体	10. 次级溶酶体	11. 吞饮小泡	12. 多泡体
13. 粗面内质网	14. 滑面内质网	15. 微丝	16. 微管
17. 糖原颗粒	18. 脂滴	19. 分泌颗粒	

细胞是生物体形态结构和生理功能的基本单位。构成人体的细胞有很多种，细胞的功能不同，其形态也各不相同。

（马海英　隋鸿锦）

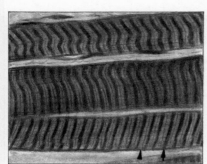

骨骼肌 (纵切) (铁苏木素染色)
►明带 ►暗带

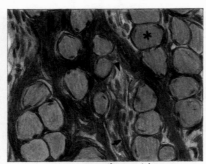

脂肪细胞 (苏丹Ⅲ染色)
＊脂滴 ►结缔组织 →血管

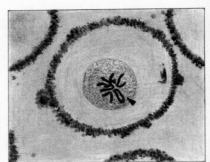

有丝分裂中期 (马蛔虫卵, 极面观) (铁苏木素染色)
►成对的染色体

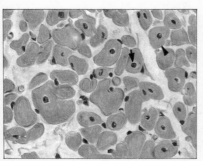

心肌 (横切)
►肌膜 →心肌细胞核

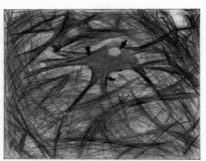

神经原纤维 (脊髓运动神经元) (卡哈尔氏法)
►神经原纤维 ►细胞核 →树突

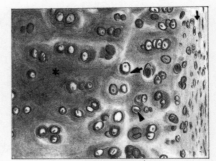

透明软骨 (气管)
►软骨细胞 →软骨囊 →软骨膜 ＊软骨基质

插图

《斑斓的组织学世界》
遵义医科大学　李彦
中国解剖学会　2019 年第二届全国医学生解剖绘图大赛　二等奖

第二章　上皮组织

知识导读:

1. 上皮组织是如何获取营养物质的?
2. 你知道细胞间有哪些特殊的连接方式吗?
3. 天疱疮患者的皮肤发生了什么改变?
4. 肿瘤细胞是怎样进入血液而发生转移的?

被覆上皮

1. 单层扁平上皮(表面观)

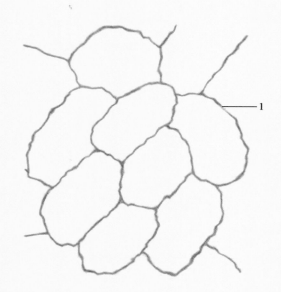

图 2-1A

单层扁平上皮由一层扁平的细胞构成。在镀银染色的肠系膜铺片上,细胞呈不规则形或多边形,界限清楚,细胞边缘(1)呈锯齿状,相互嵌合。

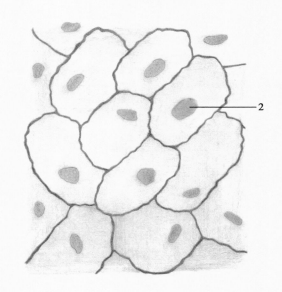

图 2-1B

细胞核(2)呈椭圆形或圆形,多位于细胞中央,细胞质呈棕黄色。

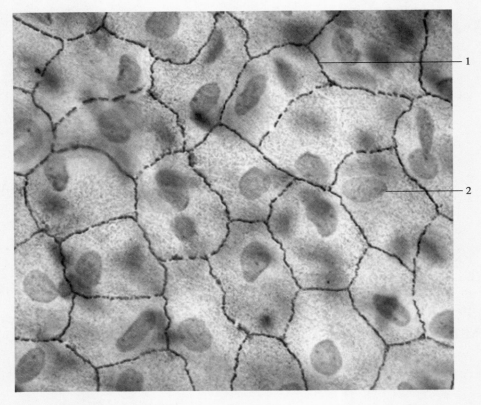

图 2-1　单层扁平上皮（表面观）

取材和染色方法：肠系膜铺片，镀银染色
1. 细胞边缘　　2. 细胞核

2. 单层扁平上皮（侧面观）

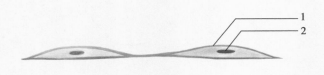

图 2-2A

在 HE 染色切片上，血管的垂直切面观，细胞（1）呈扁平形，含核的部位略厚，不含核的部位很薄，细胞核（2）为嗜碱性，染成蓝色，扁平形，与细胞长轴平行，细胞质染色浅。

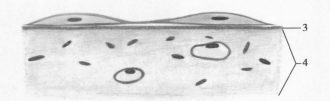

图 2-2B

上皮基底面一侧有均质状的基膜（3），光镜下不明显，基膜下方为结缔组织（4），可见结缔组织细胞核和小血管。

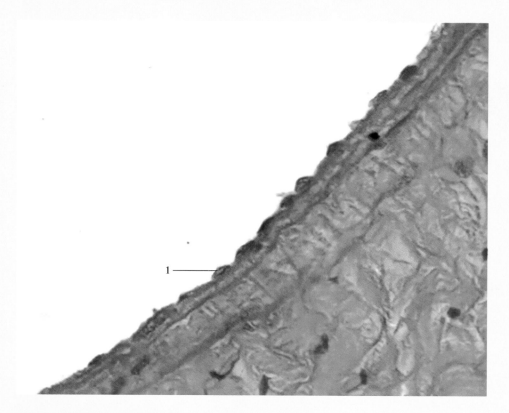

图 2-2　单层扁平上皮(侧面观)

取材和染色方法: 血管,HE 染色
1. 细胞核

　　衬于心脏、血管或淋巴管腔面的单层扁平上皮称内皮;衬于胸膜、腹膜及心包膜腔面的单层扁平上皮称间皮;此外,部分单层扁平上皮分布于肺泡和肾小囊壁层。

3.　单层立方上皮

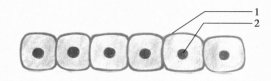

图 2-3A

单层立方上皮由一层近似立方形的细胞构成。垂直切面观,细胞(1)大致呈正方形,细胞核(2)呈圆形,嗜碱性,位于细胞中央。肾小管的单层立方上皮胞质呈嗜酸性。

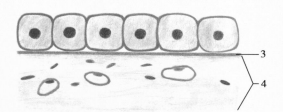

图 2-3B

在上皮基底面一侧可见均质的基膜(3),其下方为结缔组织(4),可见结缔组织细胞核和小血管。

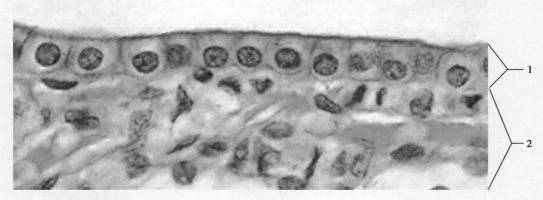

图 2-3　单层立方上皮

取材和染色方法：肾，HE 染色
1. 单层立方上皮　　2. 结缔组织

单层立方上皮主要分布于肾小管、甲状腺滤泡等处。

4. 单层柱状上皮

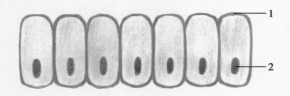

图 2-4A

单层柱状上皮由一层棱柱状细胞构成。垂直切面观，细胞(1)呈柱状，细胞核(2)呈椭圆形，靠近细胞基底部，与细胞长轴平行，胞质染成粉红色。

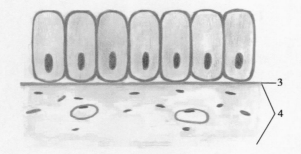

图 2-4B

在上皮基底面一侧可见均质的基膜(3)，其下方为结缔组织(4)，可见结缔组织细胞核和小血管。

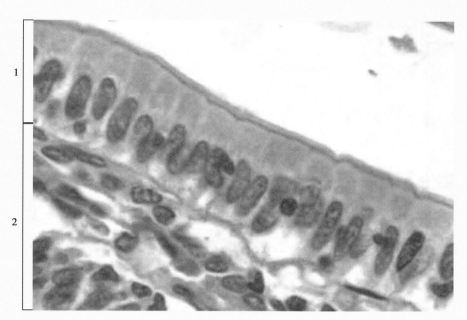

图 2-4　单层柱状上皮

取材和染色方法：胆囊，HE 染色
1. 单层柱状上皮　　2. 结缔组织

单层柱状上皮主要分布于胃肠、胆囊、子宫等器官腔面。

5. 假复层纤毛柱状上皮

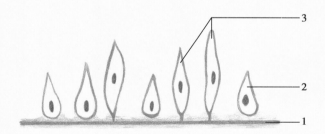

图 2-5A

假复层纤毛柱状上皮的基底面一侧可见明显的均质状基膜（1）。上皮由柱状细胞、锥形细胞、梭形细胞和杯状细胞组成。锥形细胞（2）呈锥形，是整个上皮中最贴近基膜的一层细胞，细胞核呈圆形或椭圆形，位于中央；梭形细胞（3）胞体呈梭形，细胞核呈椭圆形，位于细胞中央，排列在上皮中层。

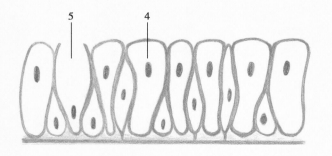

图 2-5B

柱状细胞（4）数量最多，呈柱状，细胞核呈椭圆形，多位于细胞的顶部，排列在整个上皮的浅层，细胞底部达基膜，顶端达上皮的游离面。杯状细胞（5）位于柱状细胞之间，形似高脚杯，顶端也达游离面，细胞核为三角形或扁平形，染色深，位于细胞基部。

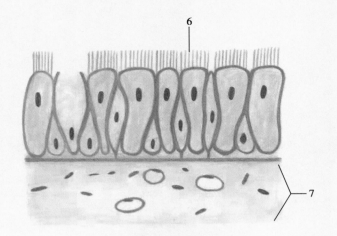

图 2-5C

柱状细胞游离面可见一排整齐的纤毛(6),杯状细胞游离面无纤毛,由于胞质中的黏原颗粒溶解而呈网格状或空泡状,胞质染色浅,其余三种细胞胞质染成粉红色。基膜下方为结缔组织(7),可见结缔组织细胞核和小血管。

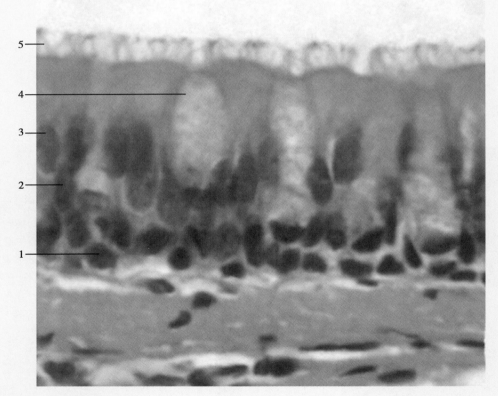

图 2-5 假复层纤毛柱状上皮

取材和染色方法: 气管,HE 染色
1. 锥形细胞　　2. 梭形细胞　　3. 柱状细胞　　4. 杯状细胞　　5. 纤毛

假复层纤毛柱状上皮中所有细胞基底面均附着在基膜上,但由于细胞高矮不一,细胞核高低不齐地排列在不同水平面上,形似复层,实为单层,且柱状细胞游离面有整齐排列的纤毛故而得名,此类上皮分布于呼吸管道、生殖管道腔面。

6. 非角化复层扁平上皮

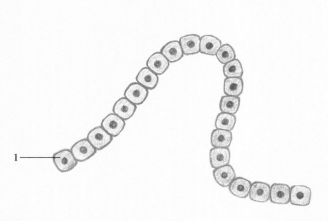

图 2-6A

复层扁平上皮由多层细胞组成。垂直切面观,紧靠结缔组织的一层基底层细胞(1)呈矮柱状或立方形,细胞核位于中央,细胞质嗜碱性。此层与深层结缔组织的连接处凹凸不平。

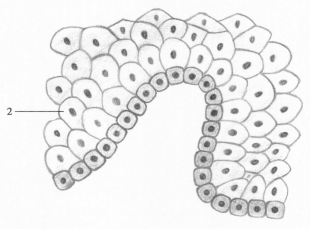

图 2-6B

中间层细胞(2)为数层,细胞呈多边形,较基底层细胞大,细胞核位于中央,细胞质染色浅。

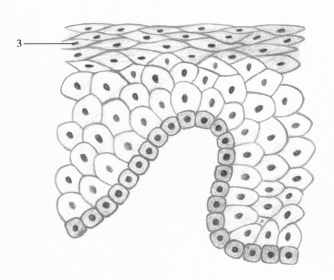

图 2-6C

浅层细胞(3)为数层扁平形细胞,细胞核扁平,与细胞的长轴相平行,细胞质染色较中间层深。

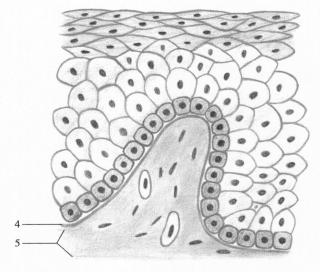

图 2-6D

上皮基底面一侧有均质状基膜(4),深部的结缔组织(5)突入上皮的凹陷处。

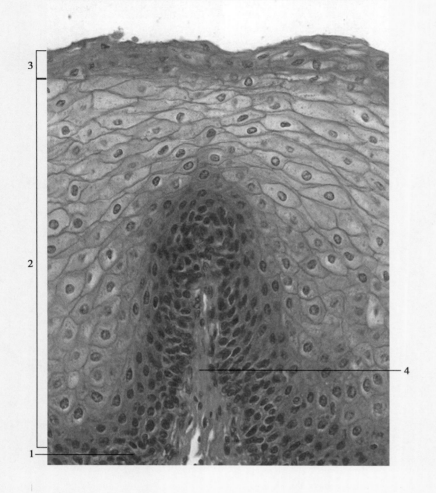

图 2-6　非角化复层扁平上皮

取材和染色方法：食管，HE 染色
1. 基底层
2. 中间层
3. 浅层
4. 结缔组织

此种上皮具有很强的保护作用，主要分布于口腔、食管、阴道等处。

7. 变移上皮（收缩状态）

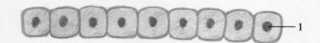

图 2-7A

收缩状态时，上皮较厚，细胞层数较多。基底层（1）为一层立方形或矮柱状细胞，与深部结缔组织之间连接处较平整，细胞核为椭圆形或圆形，胞质染色略深。

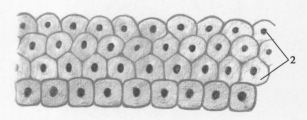

图 2-7B

中间层（2）细胞胞体稍大，且越靠近浅表细胞越大，染色浅。

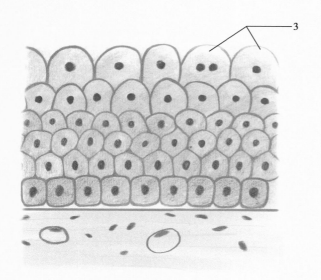

图 2-7C

表层细胞较大,可覆盖几个中间层细胞,故又称盖细胞
(3)。细胞核位于中央,常有双核,细胞质丰富,染色深。
基底面一侧与深部结缔组织之间有均质状基膜,深部为
结缔组织。

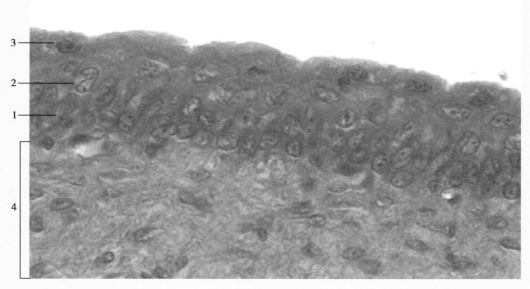

图 2-7 变移上皮(收缩状态)

取材和染色方法:膀胱,HE 染色
1. 基底层　　2. 中间层　　3. 盖细胞　　4. 结缔组织

变移上皮主要分布在排尿管道的腔面,其特点是细胞形态和层数可随所在器官的收缩和扩张状态不
同而改变。

上皮细胞的特殊结构

8. 微绒毛与纤毛(模式图)

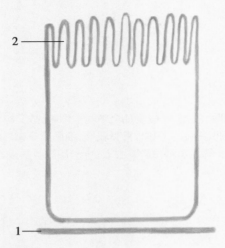

图 2-8A

上皮细胞具有极性,以小肠黏膜上皮吸收细胞为例,细胞为柱状,在基底面一侧有基膜(1),电镜下,可见上皮细胞游离面的细胞膜和细胞质共同突出形成细小的指状突起,为微绒毛(2)。

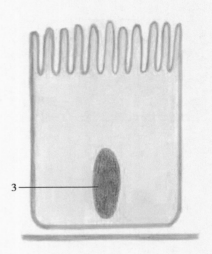

图 2-8B

细胞核(3)呈椭圆形,靠近细胞基底部,与细胞长轴平行。

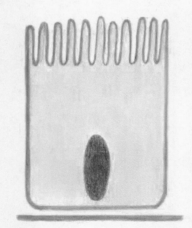

图 2-8C

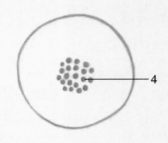

右图为一个微绒毛横断面,微绒毛内有许多纵行的微丝,在微绒毛的横断面上,可见许多呈圆点状的微丝(4)的横断面。

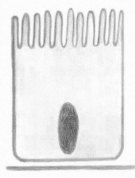

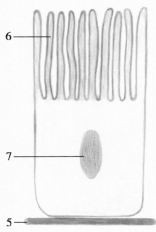

6

7

5

图 2-8D

左下图以输卵管中纤毛细胞为例,细胞为高柱状,基膜(5)明显。上皮细胞游离面伸出的突起为纤毛(6),较微绒毛长且粗,光镜下可辨认。细胞核(7)呈长椭圆形,与细胞长轴平行。

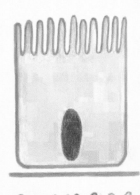
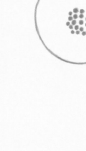

图 2-8E

电镜下可见,纤毛中含有纵行排列的微管。右下图为一个纤毛的横断面,中央为 2 条单独的微管(8),周边为 9 组二联微管(9),二联微管的一侧伸出两条短小的动力蛋白臂(10)。

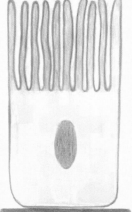
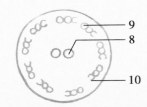

9

8

10

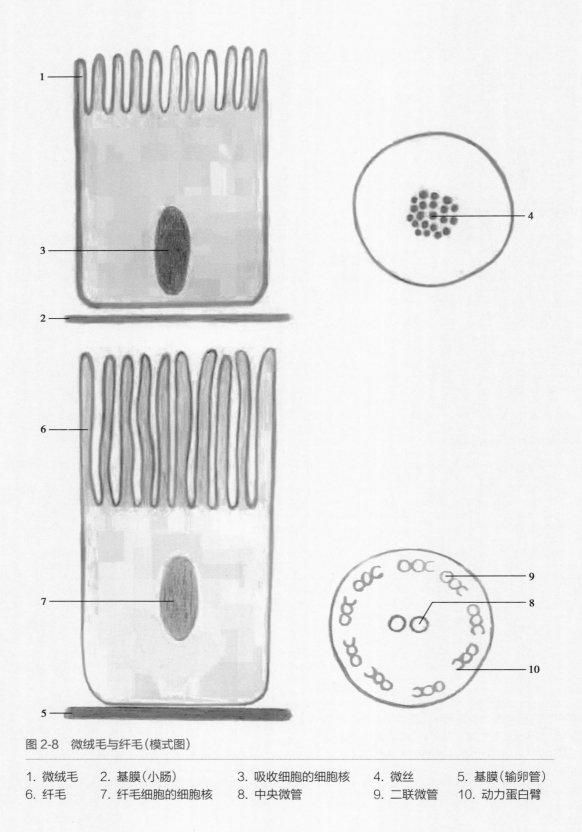

图 2-8　微绒毛与纤毛(模式图)

1. 微绒毛　　2. 基膜(小肠)　　3. 吸收细胞的细胞核　　4. 微丝　　5. 基膜(输卵管)
6. 纤毛　　7. 纤毛细胞的细胞核　　8. 中央微管　　9. 二联微管　　10. 动力蛋白臂

　　微绒毛和纤毛是上皮组织游离面形成的特殊结构。微绒毛显著扩大了细胞游离面的表面积,有利于细胞的吸收功能。纤毛能节律性定向摆动,主要分布于生殖管道和呼吸道,生殖管道上皮中纤毛的摆动有助于生殖细胞的运送,呼吸道的上皮借助纤毛定向摆动,把黏液或黏附在表面的尘埃颗粒推至咽部排出。

9. 上皮细胞侧面的细胞连接超微结构(模式图)

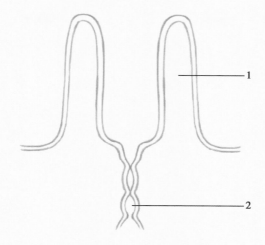

图 2-9A

此为相邻的两个柱状细胞,游离面均有微绒毛(1)。上皮细胞的侧面常分化出一些特殊的细胞连接。紧密连接(2)又称闭锁小带,常见于单层柱状上皮或单层立方上皮侧面的顶部,相邻细胞膜外侧的膜蛋白颗粒相互对接,呈网格状融合,融合处细胞间隙消失。紧密连接具有机械性连接作用,在相邻细胞顶部形成一道闭锁屏障。

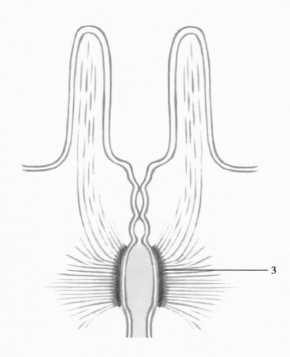

图 2-9B

中间连接(3)又称黏着小带,常位于紧密连接下方。相邻细胞间充以丝状物连接相邻细胞膜。细胞膜的细胞质面有薄层致密物质和终末网,终末网是顶部细胞质中与细胞游离面平行的微丝网,其末端固定于中间连接处。有些微绒毛中的微丝下端与终末网相连。中间连接具有黏着相邻细胞、保持细胞形态和传递细胞收缩力的作用。

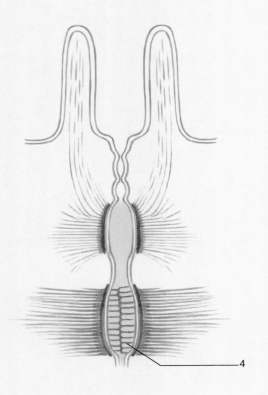

4

图 2-9C

桥粒(4)又称黏着斑,位于中间连接的深部,呈大小不等的斑状。连接处的细胞间隙较中间连接宽,其中有电子密度较低的丝状物,丝状物在间隙中间密集交织而成致密的中间线。细胞膜的细胞质面有较厚的电子致密物形成的附着板,许多张力丝攀附于附着板上。桥粒是上皮细胞间最为牢固的细胞连接。

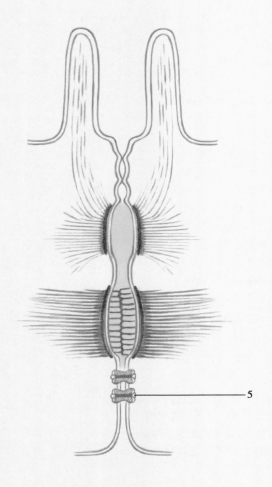

5

图 2-9D

缝隙连接(5)又称通讯连接。在连接处,细胞膜高度平行,间隙很小,相邻细胞膜间有许多对应等距离的连接点,由 6 个跨膜亚单位蛋白颗粒围成的小管,相邻细胞膜的小管对接,成为细胞间的交通管道。

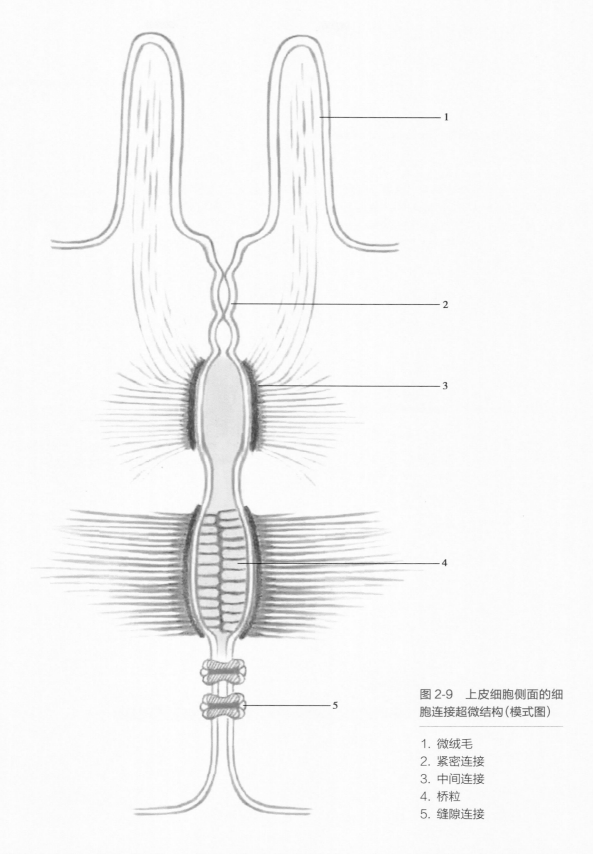

图 2-9 上皮细胞侧面的细胞连接超微结构（模式图）

1. 微绒毛
2. 紧密连接
3. 中间连接
4. 桥粒
5. 缝隙连接

　　以上四种连接，如果有两种或两种以上同时存在，称为连接复合体。除上皮细胞外，细胞连接也存在其他组织细胞，如心肌细胞、神经细胞。天疱疮患者的皮损处即为表皮细胞间桥粒结构破坏，基底层上方出现水泡、棘层细胞松解和炎性细胞浸润。

10. 基膜与半桥粒超微结构(模式图)

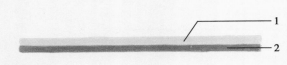

图 2-10A

基膜是上皮细胞基底面与深部结缔组织之间的一薄层均质膜。其分为基板和网板两部分,靠近上皮的部分为基板,由上皮细胞分泌。基板又分为紧贴上皮细胞的透明层(1)和其下方电子密度高的致密层(2)。

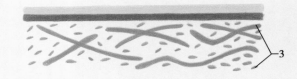

图 2-10B

与结缔组织相连的部分为网板(3),由结缔组织中的成纤维细胞分泌的网状纤维和基质构成。肌细胞、施万细胞等周围也有基膜,较薄,仅由基板构成。

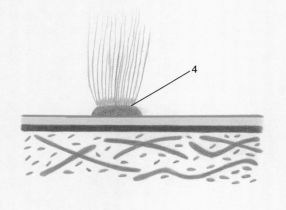

图 2-10C

半桥粒(4)存在于某些上皮细胞与基膜之间,为上皮细胞基底面上形成的半个桥粒结构,即在细胞质侧的细胞膜处形成电子致密的附着板,张力丝附着于附着板上。

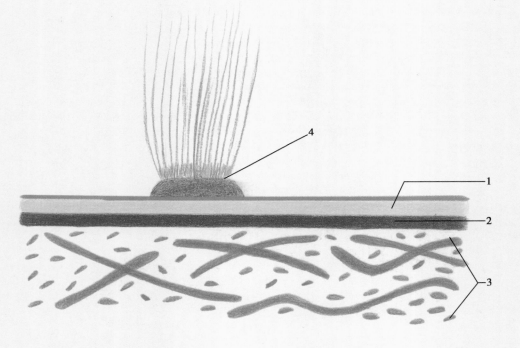

图 2-10　基膜与半桥粒超微结构(模式图)

1. 透明层
2. 致密层
3. 网板
4. 半桥粒

　　基膜除具有支持、连接、固定作用外,还是半透膜。由于上皮组织大多无血管,基膜有利于上皮细胞和深部结缔组织进行物质交换。半桥粒可将上皮细胞固定在基膜上。在恶性肿瘤转移过程中,肿瘤细胞黏附于毛细血管基膜上,释放多种水解酶破坏基膜而出现血行转移。

11. 质膜内褶超微结构（模式图）

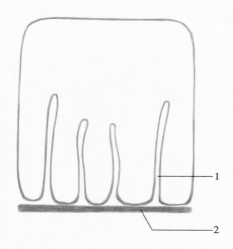

图 2-11A

质膜内褶（1）是上皮细胞基底面的细胞膜折向细胞质所形成的膜褶。基底面下方为基膜（2）。

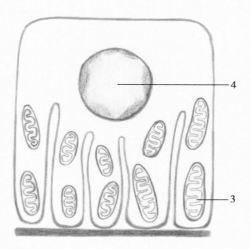

图 2-11B

在质膜内褶周围的细胞质内有许多与之平行排列的线粒体（3）。此结构在肾远端小管中发达，细胞近似正方形，细胞核（4）圆，位于细胞中央。

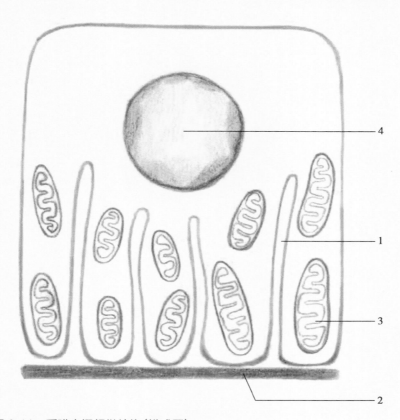

图 2-11　质膜内褶超微结构（模式图）

1. 质膜内褶　　2. 基膜　　3. 线粒体　　4. 细胞核

质膜内褶的主要作用是扩大细胞基底面的表面积，增加对水和电解质的转运能力。

腺上皮

12. 外分泌腺腺泡

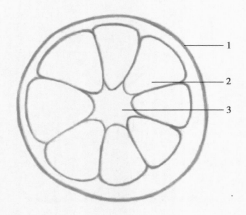

图 2-12A

外分泌腺的分泌部呈泡状或管泡状,称为腺泡。腺泡周围通常有基膜(1)。完全由浆液性腺细胞(2)组成的腺泡为浆液性腺泡。浆液性腺细胞大多呈锥体形或柱状,单层腺细胞围成腺泡,中央有腺泡腔(3)。

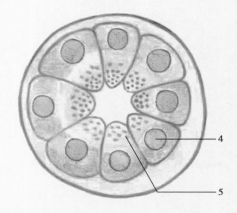

图 2-12B

细胞核(4)呈圆形,靠近细胞基底部,基底部细胞质呈强嗜碱性,顶部细胞质充满嗜酸性酶原颗粒(5)。

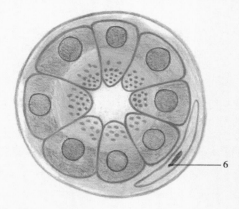

图 2-12C

腺细胞与基膜之间有扁平的肌上皮细胞(6)。

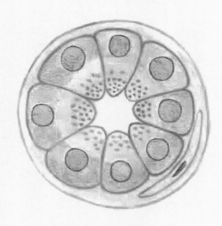

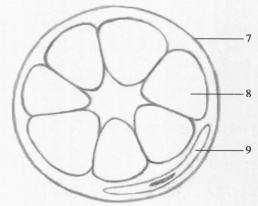

图 2-12D

黏液性腺泡周围有基膜(7),完全由黏液性腺细胞(8)组成。腺细胞与基膜之间有扁平的肌上皮细胞(9)。腺细胞大多呈锥体形。

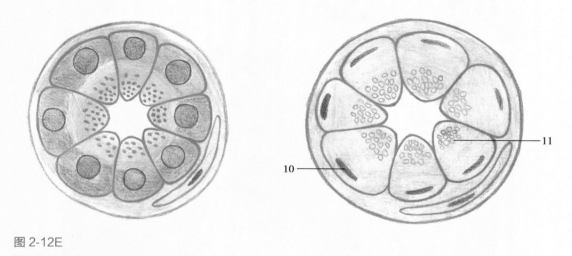

图 2-12E

细胞核(10)常呈扁平状或扁圆形,位于细胞基部。细胞顶部细胞质充满大量黏原颗粒(11),在 HE 染色切片中,颗粒不易保存而呈泡沫状。

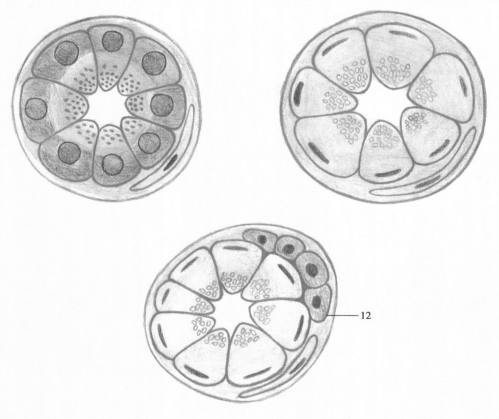

图 2-12F

由两种腺细胞共同组成的腺泡称混合性腺泡。主要由黏液性腺细胞组成,少量浆液性腺细胞位于黏液性腺细胞之间,或几个聚集在腺泡的末端,切片上呈半月形,包围着黏液性腺细胞,称为半月(12)。

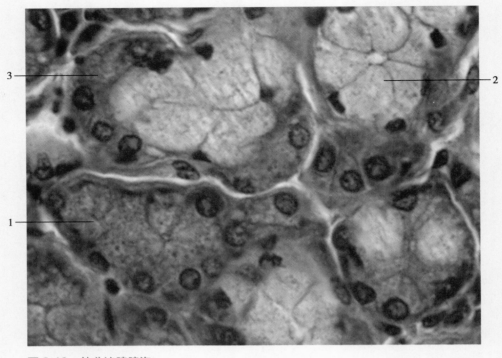

图 2-12 外分泌腺腺泡

取材和染色方法：下颌下腺，HE 染色
1. 浆液性腺泡　　2. 黏液性腺泡　　3. 半月

分泌部完全由浆液性腺泡构成的腺为浆液性腺，完全由黏液性腺泡构成的腺为黏液性腺，由三种腺泡共同构成的腺为混合性腺。

13. 浆液性腺细胞超微结构（模式图）

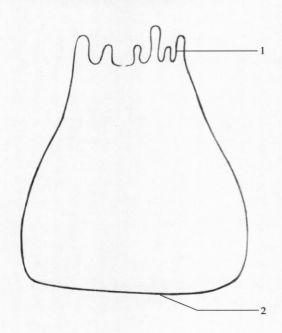

图 2-13A

电镜下，浆液性腺细胞呈锥体形或柱状，细胞游离面（1）有少量细小的突起，基底面（2）较平整。

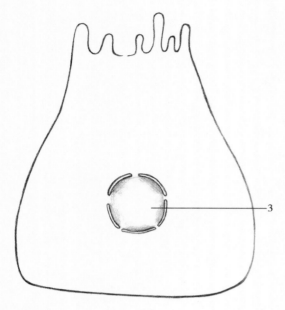

图 2-13B

细胞核(3)位于近基部,可见核孔,异染色质电子密度
较高。

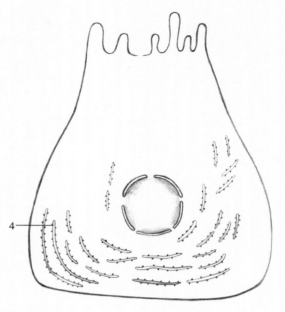

图 2-13C

在细胞基部有密集排列的粗面内质网(4)。

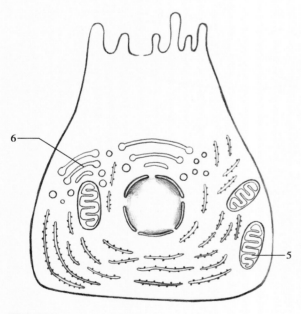

图 2-13D

胞质中有散在分布的线粒体(5),细胞核上方有发达的
高尔基复合体(6)。

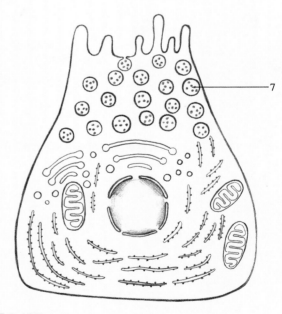

图 2-13E

顶部的细胞质中有大量的酶原颗粒(7)。这些颗粒通过
胞吐的方式从细胞游离面排出。

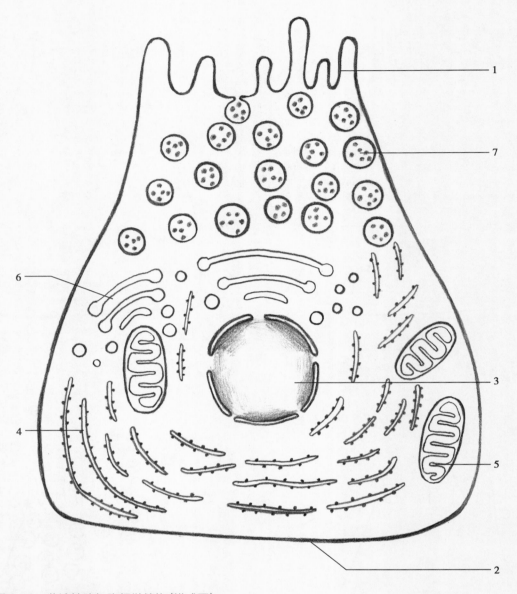

图 2-13　浆液性腺细胞超微结构（模式图）

1. 游离面　　　2. 基底面　　　3. 细胞核　　　4. 粗面内质网　　　5. 线粒体
6. 高尔基复合体　　7. 酶原颗粒

　　具有这些结构特点的细胞又称蛋白质分泌细胞,这些细胞器的规律分布也反映了腺细胞合成和分泌蛋白质的过程。

14. 杯状细胞超微结构(模式图)

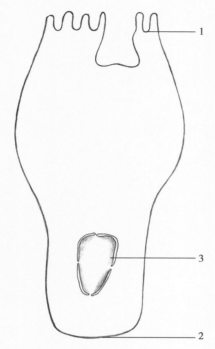

图 2-14A

杯状细胞是一种黏液性腺细胞。细胞呈高脚杯状,游离面(1)常有短小的微绒毛,基部(2)狭窄,含有细胞核(3),呈三角形或扁圆形。

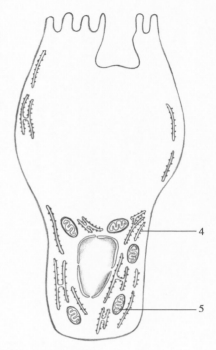

图 2-14B

细胞核周围有丰富的粗面内质网(4)和少量线粒体(5)。

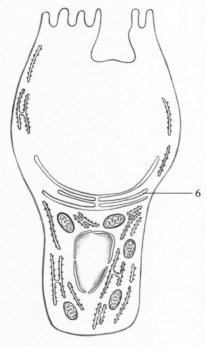

图 2-14C

细胞核上方有高尔基复合体(6)。

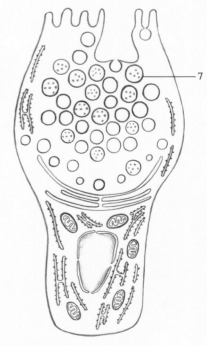

图 2-14D

细胞顶部膨大,胞质中充满大量的电子密度低的黏原颗粒(7)。

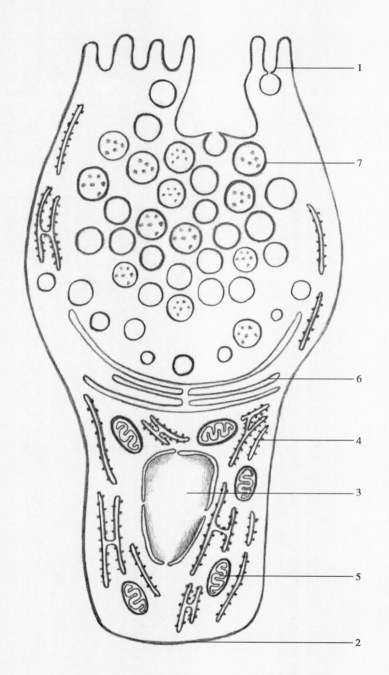

图 2-14 杯状细胞超微结构（模式图）

1. 游离面
2. 基底面
3. 细胞核
4. 粗面内质网
5. 线粒体
6. 高尔基复合体
7. 黏原颗粒

黏原颗粒中含黏蛋白，与水结合形成黏液，对上皮表面具有润滑和保护作用。

（马海英）

插图

《岛屿（单层柱状上皮）》
大连医科大学　刘笑麟
大连医科大学　2019 年第一届医学
生组织胚胎学绘图大赛　一等奖

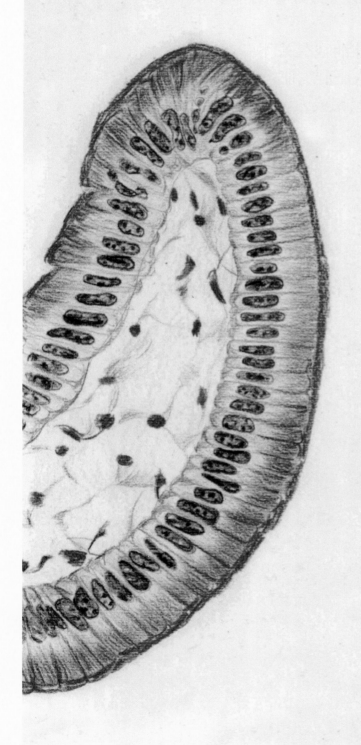
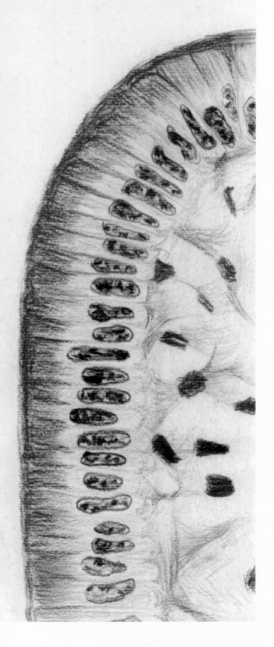

第三章　固有结缔组织

知识导读：

1. 手术和创伤后，应补充维生素 C 和蛋白质，你知道为什么吗？
2. 过敏性鼻炎与哪种细胞有关呢？
3. 哪种细胞可导致人肥胖？肥胖是病吗？
4. 新生儿的脂肪组织和成人一样吗？你听说过新生儿硬肿病吗？

固有结缔组织

1. 疏松结缔组织（模式图）

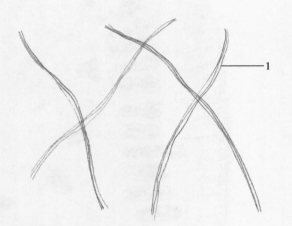

图 3-1A

镜下可见纵横交错、排列疏松的纤维，共 3 种。胶原纤维（1）是主要纤维成分。呈粉红色的束，粗细不等，有分支并相互交织成网。

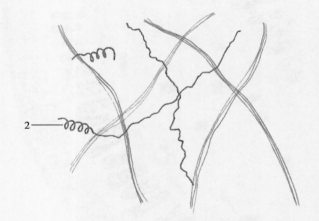

图 3-1B

在胶原纤维之间有弹性纤维（2）。较细，有分支并相互交织成网，折光性强，呈亮红色。

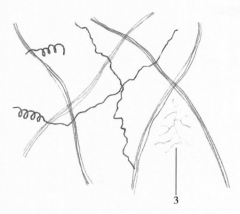

图 3-1C

网状纤维(3)细而短,分支多,交织成网。其在HE 染色标本不着色。

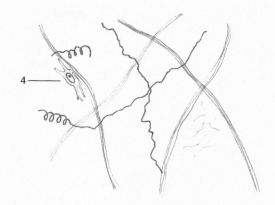

图 3-1D

纤维间有散在的细胞,细胞种类较多,各种细胞的数量和分布随部位而异。最主要的细胞为成纤维细胞(4),常附着在胶原纤维上。细胞较大,扁平,多突起,核较大,扁椭圆形,着色浅,核仁明显,胞质弱嗜碱性。

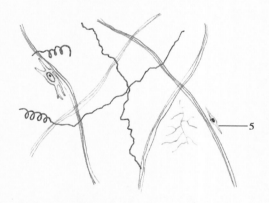

图 3-1E

功能处于静止状态的成纤维细胞称为纤维细胞(5)。细胞较小,突起少,呈细长梭形,核小,色深,核仁不明显,胞质弱嗜酸性。

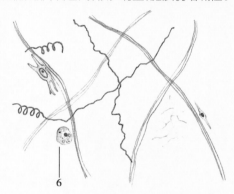

图 3-1F

巨噬细胞(6)为圆形、椭圆形或不规则形,核较小,卵圆形、肾形或不规则形,着色较深,胞质丰富,嗜酸性,常含吞噬颗粒和空泡。

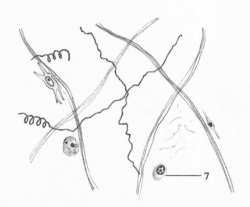

图 3-1G

浆细胞(7)呈圆形或卵圆形,核圆形,常偏于一侧,核内异染色质呈车轮状分布,胞质嗜碱性,有时可见核旁淡染区。

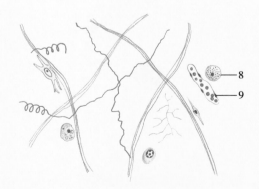

图 3-1H

肥大细胞(8)常沿毛细血管(9)或淋巴管分布。细胞较大,圆形或卵圆形,核小而圆,居中,胞质内充满粗大的、具有异染性的嗜碱性颗粒。

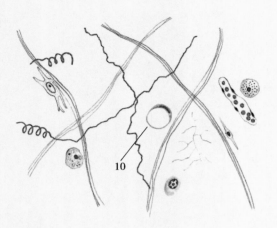

图 3-1I

脂肪细胞(10)体积大,呈圆形,细胞中央含有一个大脂滴,在 HE 染色标本中,脂滴被溶解,细胞呈空泡状。扁圆形的细胞核和少量胞质被挤到细胞周边,呈"戒指状"。

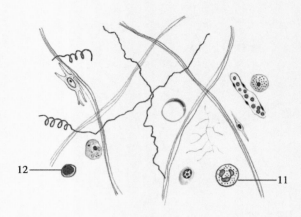

图 3-1J

还有从血管中游走出来的白细胞,主要以中性粒细胞(11)、淋巴细胞(12)多见(二者将在血液一章中讲述)。此外,还有未分化的间充质细胞,是成体结缔组织的干细胞,形态与纤维细胞类似,HE 染色标本上不易辨认。

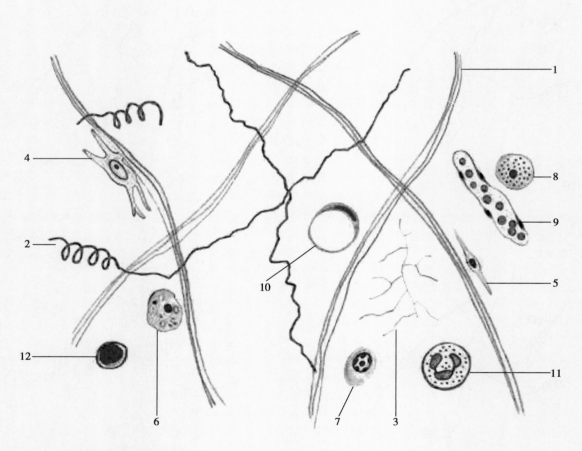

图 3-1 疏松结缔组织(模式图)

1. 胶原纤维	2. 弹性纤维	3. 网状纤维	4. 成纤维细胞	5. 纤维细胞
6. 巨噬细胞	7. 浆细胞	8. 肥大细胞	9. 毛细血管	10. 脂肪细胞
11. 中性粒细胞	12. 淋巴细胞			

疏松结缔组织广泛存在于组织和器官中,具有支持、连接、充填、营养、保护、修复和防御等功能。

手术和创伤后,皮肤局部形成伤口,伤口周围原本处于静止状态的纤维细胞可转变为功能活跃的成纤维细胞,并向受损部位迁移,分泌纤维和基质,促进伤口的愈合。成纤维细胞在合成细胞外基质的过程中,不但需要蛋白质,而且需要维生素 C,当体内蛋白质和维生素 C 缺乏时,会引起细胞外基质合成障碍,影响伤口的愈合。因此,手术和创伤后,应适当补充蛋白质和维生素 C。

花粉、宠物皮毛、刺激性气味等均可诱发过敏性鼻炎,其常见症状是反复打喷嚏、流清涕。它是由肥大细胞所介导的。过敏反应时,肥大细胞释放颗粒中的组胺和胞质中的白三烯,可使毛细血管和微静脉的通透性增加,血液中液体渗出,这是导致患者出现鼻黏膜水肿、分泌物增多的病理基础。

2. 脂肪组织

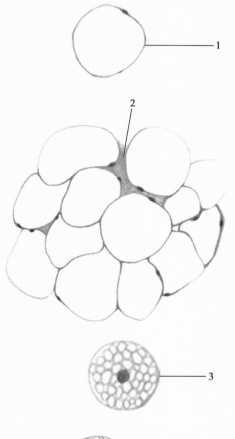

图 3-2A

人体脂肪组织分为两种。一种称为黄色脂肪组织,脂肪细胞如前所述,细胞内大多只有一个大的脂滴,细胞核和细胞质位于一侧,又称单泡脂肪细胞(1)。

图 3-2B

大量脂肪细胞聚集在一起,并有疏松结缔组织(2)将其分隔成许多脂肪小叶。

图 3-2C

第二种称为棕色脂肪组织,脂肪细胞为圆形或椭圆形。核圆,居中,胞质内含有多个分散的小脂滴,称为多泡脂肪细胞(3)。

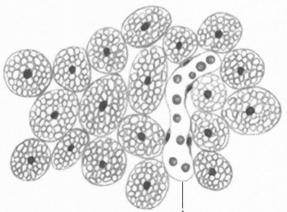

图 3-2D

大量脂肪细胞聚集在一起,细胞之间有丰富的毛细血管(4)。

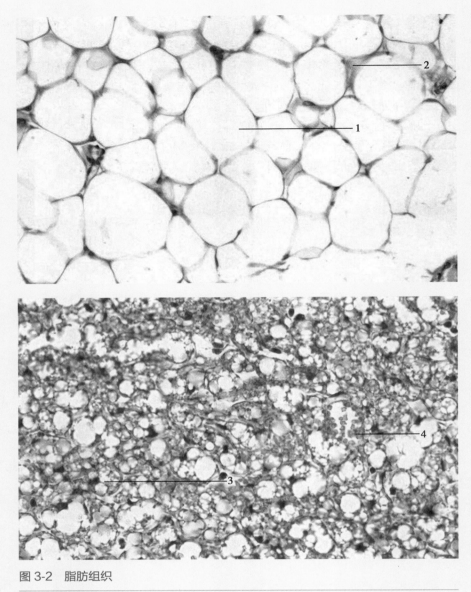

图 3-2　脂肪组织

取材和染色方法：皮肤，HE 染色
1. 单泡脂肪细胞　　2. 疏松结缔组织　　3. 多泡脂肪细胞　　4. 毛细血管

　　黄色脂肪组织主要分布在成人皮下组织、网膜、系膜等处，具有维持体温、缓冲、保护、支持和填充等作用。肥胖症是体内脂肪成分过多导致体重明显超出正常范围的异常状态，与单泡脂肪细胞有关。少年肥胖症主要表现在脂肪细胞的数量增加，而成年肥胖症则是脂肪细胞体积变大。肥胖症容易并发糖尿病、高血压、冠心病等。

　　新生儿皮肤薄嫩，血管丰富，主要为棕色脂肪组织，其在寒冷刺激下，脂肪细胞内的脂类分解和氧化，产生大量热能，有利于新生儿御寒。感染、缺氧、窒息等情况下，皮下脂肪易凝固变硬，同时局部毛细血管通透性增加，易发生水肿，形成硬肿，称新生儿硬肿病。主要临床表现为皮下脂肪变硬、体温降低，并伴有水肿，严重者可导致死亡。

（宋　阳）

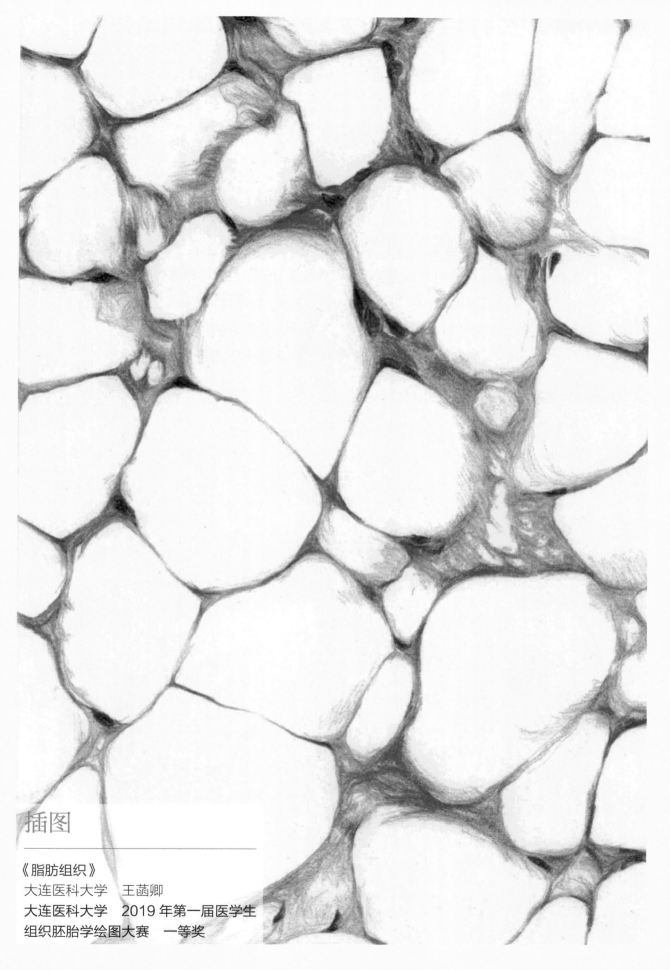

插图

《脂肪组织》
大连医科大学　王菡卿
大连医科大学　2019 年第一届医学生
组织胚胎学绘图大赛　一等奖

第四章 血 液

知识导读：

1. 煤气中毒为何会缺氧？主要影响哪种血细胞的功能？

2. 当患者发热时，常常需要做血常规检查，你知道它有什么意义吗？检查结果中，白细胞总数和中性粒细胞的比例升高，说明什么？

3. 特发性血小板减少性紫癜是血液科一种常见出血性疾病，这种疾病与哪种血细胞受损有关？

血细胞

血涂片

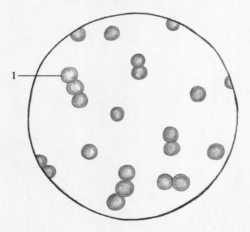

图 4-1A

红细胞（1）为视野中数目最多的细胞。细胞呈圆形，无核，胞质为粉红色，中心淡染，周边色深。

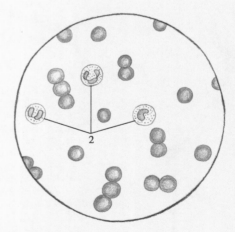

图 4-1B

其间可见少量有核的细胞，为白细胞。中性粒细胞（2）在白细胞中数目最多，细胞为圆形，体大，核为杆状或分叶状，可分为 2~5 叶，叶间有细丝相连，胞质中含有大量细小、分布均匀的淡粉色中性颗粒。

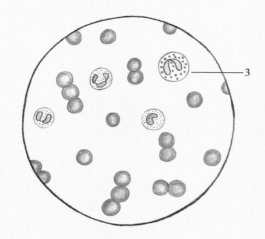

图 4-1C

嗜酸性粒细胞(3)数目较少。圆形,体积与中性粒细胞相似,核多分两叶,呈"八"字形,胞质中含有许多粗大、分布均匀的嗜酸性颗粒。

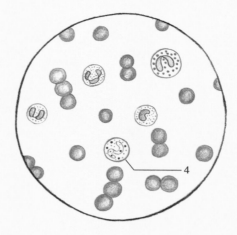

图 4-1D

嗜碱性粒细胞(4)为圆形,体积与中性粒细胞相似,核不规则或呈 S 形,着色浅。胞质中含有大小不等、分布不均、染色深浅不一的紫蓝色颗粒,常覆盖于核上。该细胞数目极少,通常在标本上不易见到。这三种白细胞因胞质中有特殊颗粒,称为有粒白细胞。

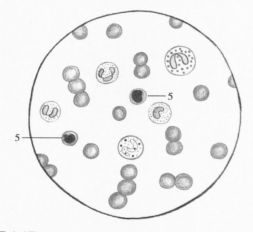

图 4-1E

淋巴细胞(5)数目较多,胞体与红细胞大小相仿或略大,核圆,一侧常有一小凹陷,染色深。胞质少,位于核周边,呈天蓝色,含少量嗜天青颗粒。

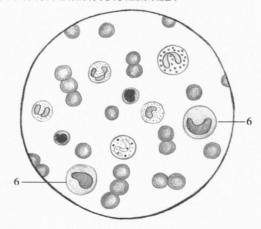

图 4-1F

白细胞中体积最大的细胞是单核细胞(6)。细胞呈圆形或椭圆形,核形态多样,为肾形、马蹄形或卵圆形,染色浅,有时偏于细胞的一侧,胞质丰富,呈灰蓝色,含少量的嗜天青颗粒。淋巴细胞和单核细胞为无粒白细胞。

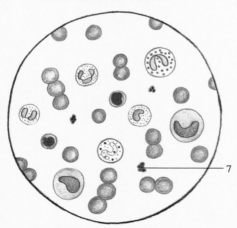

图 4-1G

血小板(7)分布在血细胞之间,常成群存在,最小,形态不规则,无核。其周围胞质呈淡蓝色,为透明区,中央含有许多紫红色颗粒,为颗粒区。

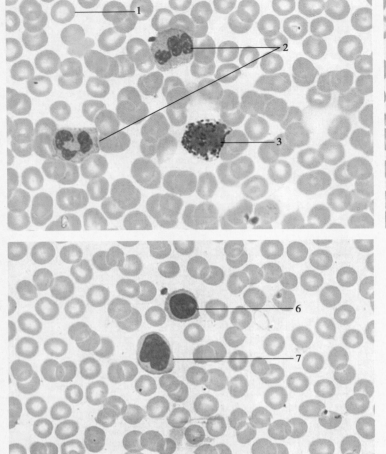

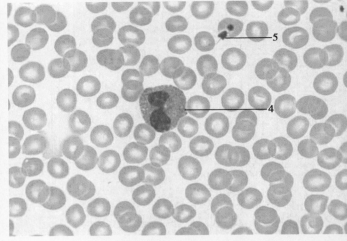

图 4-1 血涂片

取材和染色方法：血液，瑞氏染色

1. 红细胞
2. 中性粒细胞
3. 嗜碱性粒细胞
4. 嗜酸性粒细胞
5. 血小板
6. 淋巴细胞
7. 单核细胞

  临床血常规检查是血液细胞学检查，是对血细胞的形态、数量、百分比和血红蛋白含量进行测定，患病时血常规检查对疾病的诊断、用药、治疗效果的观察等具有重要的参考价值。当机体受细菌感染时，中性粒细胞会穿出血管壁，聚集到感染部位，吞噬细菌，细菌被细胞颗粒中的溶菌酶、吞噬素等杀死，并被消化分解。因此，细菌感染时，白细胞总数增加，中性粒细胞的比例也显著增高。

  煤气中的主要成分是一氧化碳，其是一种无色无味的气体，可与红细胞中的血红蛋白结合形成碳氧血红蛋白，结合力比血红蛋白与氧气的结合能力大 300 倍，且形成后，一氧化碳和血红蛋白很难分离，造成氧气不能与血红蛋白结合，使得组织与细胞无法从血液中获得足够的氧气，导致患者出现呼吸困难，甚至危及生命。

  特发性血小板减少性紫癜是一种获得性自身免疫性疾病，其病因不明，患者血常规检查结果显示：血小板数量减少，红细胞和白细胞一般无明显变化。因血小板的主要功能是参与机体的止血和凝血反应，当其数量减少时，患者主要临床表现为全身性皮肤、黏膜多部位出血，最常见于肢体的远端皮肤形成瘀斑，严重者瘀斑可融合成片。少数患者可出现消化道和视网膜等部位出血，偶有颅内出血，部分病程可迁延转为慢性。

（宋 阳 孙诗竹）

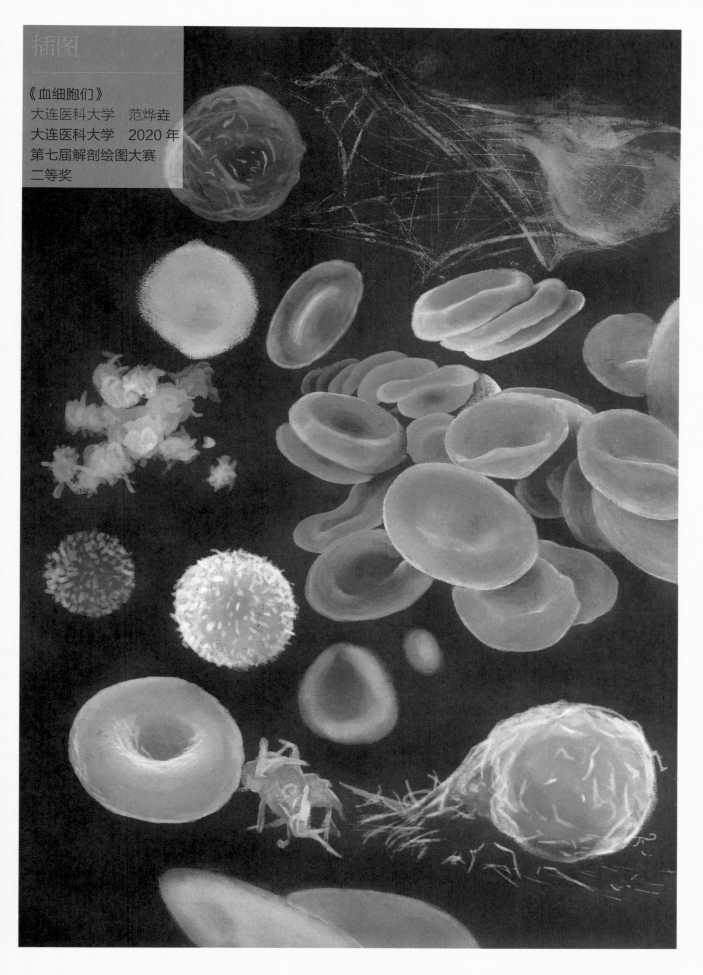

插图

《血细胞们》
大连医科大学　范烨垚
大连医科大学　2020 年
第七届解剖绘图大赛
二等奖

第五章　软骨和骨

知识导读：

1. 运动会导致关节软骨损伤吗?
2. 骨组织中的细胞是如何参与骨折愈合的?
3. 在成长过程中,骨是如何增长的?

软骨

1. 透明软骨

图 5-1A

软骨组织周边覆有致密结缔组织形成的软骨膜。软骨膜分为两层,外层含有较致密的胶原纤维(1),内层纤维疏松而细胞较多,其中含有骨祖细胞,细胞界限不清楚,可见细胞核(2)。

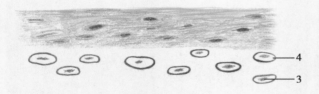

图 5-1B

在软骨膜下方,软骨组织的周边为幼稚的软骨细胞(3),细胞较小,呈扁圆形,单个分布,位于软骨陷窝(4)内,软骨陷窝即软骨基质内的小腔隙。

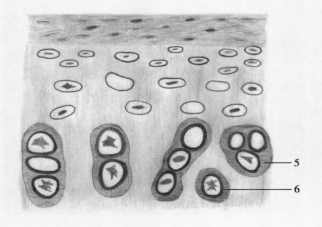

图 5-1C

越向深部,软骨细胞逐渐长大,呈圆形或椭圆形,细胞质呈嗜碱性,有的可见突起,细胞多成群分布,形成同源细胞群(5)。它们由一个软骨细胞分裂增殖而来。由于制片过程中软骨细胞丢失,有些软骨陷窝内不见软骨细胞。在 HE 染色切片中,软骨基质呈嗜碱性、均质状,软骨陷窝周围的基质由于含有更丰富的硫酸软骨素而染色更深,称为软骨囊(6)。

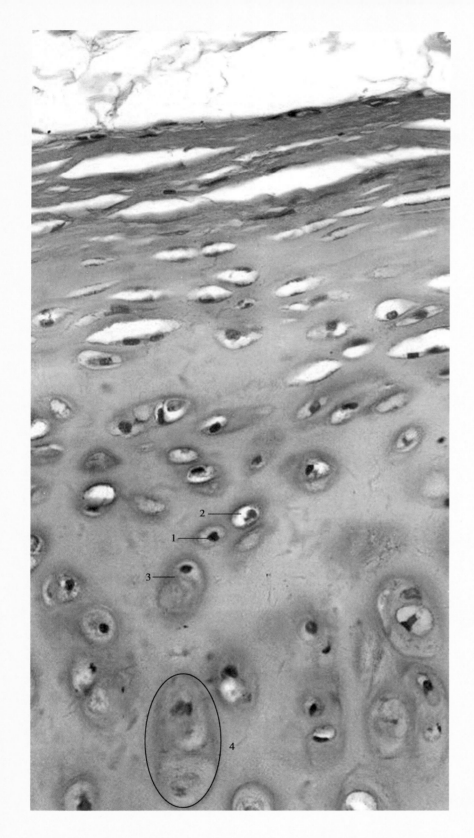

图 5-1 透明软骨

取材与染色方法：气管，HE 染色
1. 软骨细胞
2. 软骨陷窝
3. 软骨囊
4. 同源细胞群

　　软骨组织根据基质中所含的纤维不同，分为透明软骨、纤维软骨、弹性软骨。透明软骨的基质中含有胶原原纤维。透明软骨具有一定的弹性和韧性，成体的肋软骨、关节软骨和气管的软骨均为透明软骨。

　　跑步所产生的规律性压力，不仅不会损伤膝关节，还可以把更多的营养物质和氧气带入关节软骨，对软骨是有利的。但是不科学的运动方式，比如跑步太久、在湿滑或不平坦的路面跑步等，可能会导致关节软骨损伤。如果只是表面损伤，通过制动休息，使用一些消肿、营养软骨的药物，促进软骨基质的恢复，基本可以达到完全恢复。

骨

2. 骨细胞、成骨细胞和破骨细胞(模式图)

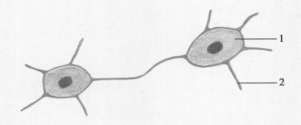

图 5-2A

骨细胞(1)胞体呈扁椭圆形,有许多细长突起(2),相邻细胞的突起形成缝隙连接,传递细胞间的信息。细胞核也呈扁椭圆形,细胞质少,嗜碱性。

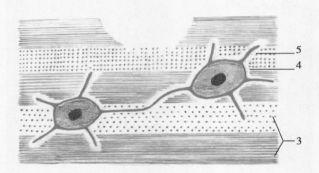

图 5-2B

骨细胞位于骨板(3)内或骨板之间。同一层骨板内的胶原纤维相互平行,相邻两层骨板的纤维相互垂直,故在二维平面图上,一层骨板的胶原纤维为纵切面,相邻骨板的胶原纤维为横切面。骨细胞的胞体位于骨陷窝(4)内,突起位于骨小管(5)内。骨陷窝和骨小管内有组织液,可营养骨细胞并带走代谢产物。在骨组织的表面,可有被吸收形成的小凹陷。

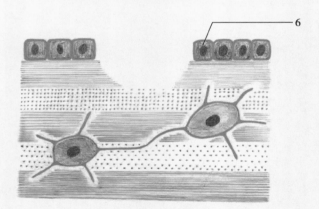

图 5-2C

成骨细胞(6)分布于成骨活跃的骨组织表面,细胞体积较大,立方形或矮柱状,核大而圆,细胞质为嗜碱性,常排成一层。

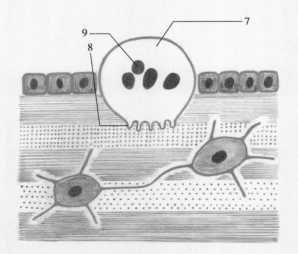

图 5-2D

在骨组织被吸收形成的小凹陷内,可见破骨细胞(7)。该细胞由多个单核细胞融合而成,故胞体巨大,在贴近骨基质的一侧形成皱褶缘(8),电镜下为许多不规则形的指状突起。细胞核(9)多个。

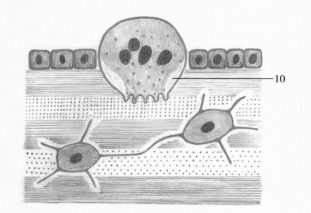

图 5-2E

破骨细胞的胞质呈嗜酸性。在皱褶缘周围的环形细胞质区稍微隆起，紧贴骨基质表面，富含微丝而缺乏其他的细胞器，电子密度低，称亮区(10)。亮区形成一道环形围堤，使皱褶区形成封闭的溶骨微环境。皱褶缘深部的胞质含大量溶酶体和吞饮小泡。

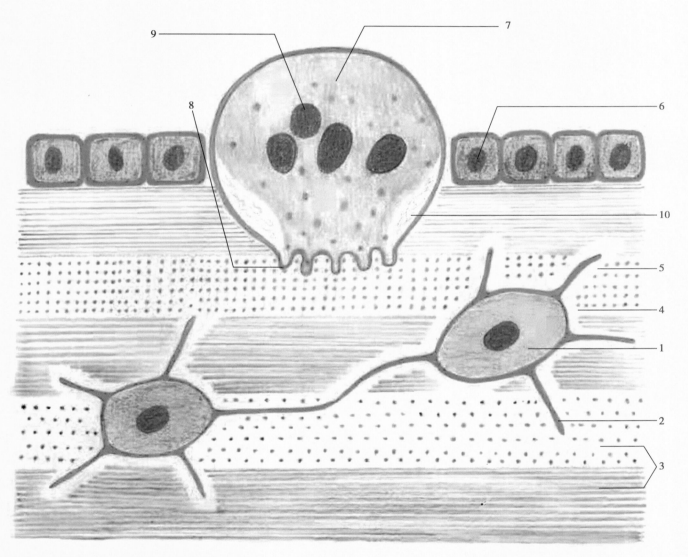

图 5-2　骨细胞、成骨细胞和破骨细胞(模式图)

1. 骨细胞　　2. 突起　　3. 骨板　　4. 骨陷窝　　5. 骨小管　　6. 成骨细胞　　7. 破骨细胞
8. 皱褶缘　　9. 细胞核　　10. 亮区

　　当骨组织生长和改建或骨折愈合时，骨膜中的骨祖细胞分化为成骨细胞，后者合成和分泌类骨质，并被包埋其中，成为骨细胞，类骨质钙化为骨基质，便形成骨组织。

3. 骨密质

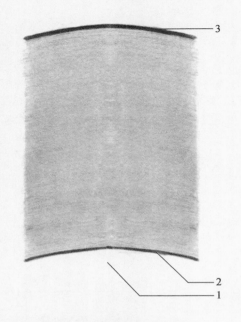

图 5-3A

在长骨骨干的横断面上,靠近骨髓腔(1)覆有骨内膜(2),较薄。在骨干表面有骨外膜(3),较厚。

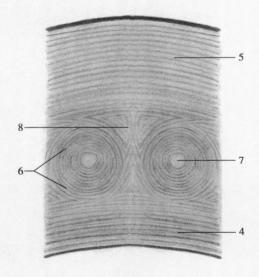

图 5-3B

在硫堇染色的骨磨片上,骨基质为黄褐色,骨板排列规律。近骨髓腔处,环绕骨干内表面的为内环骨板(4),由几层骨板组成。环绕骨干外表面的为外环骨板(5),较厚,由数层至十多层骨板组成。在内、外环骨板之间有骨单位和间骨板。骨单位(6)为与骨干长轴平行的圆筒状,在骨干的横断面上,中央为圆形的中央管(7),围绕中央管由 4~20 层同心圆排列的骨单位骨板构成。穿通管横向穿越内、外环骨板和中央管之间,其内可有血管和神经。在骨单位之间不规则形的骨板为间骨板(8)。

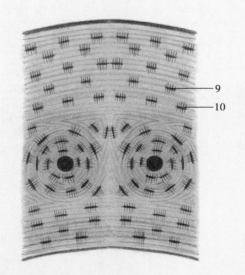

图 5-3C

骨细胞位于骨板内或骨板间。在该染色方法中,可见深褐色的骨陷窝(9)和较细的骨小管(10),它们是骨细胞胞体和突起所在的腔隙。

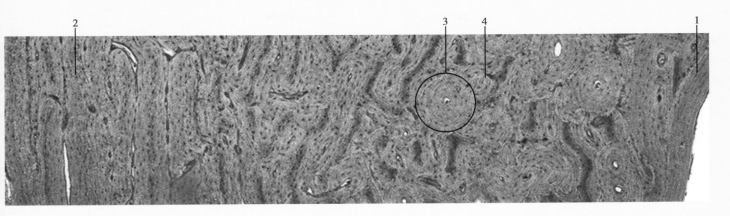

图 5-3　骨密质

取材与染色方法:股骨,硫堇染色
1. 内环骨板　　2. 外环骨板　　3. 骨单位　　4. 间骨板

　　骨单位又称哈弗斯系统,是长骨起支持作用的主要结构单位。

4. 软骨性骨发生

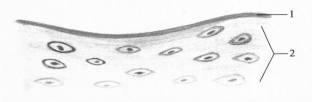

图 5-4A

在胎儿长骨纵切面上,骨骺端表面为软骨膜(1),从骨骺端到骨髓腔之间,骺板依次分为 4 个区域:【1】软骨储备区(2),又称静止区,此区软骨细胞较小,位于软骨陷窝内,分散存在,软骨基质呈嗜碱性。

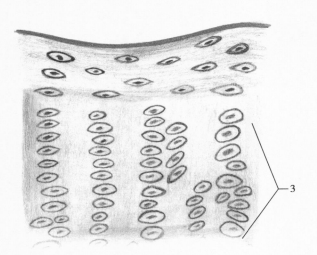

图 5-4B

【2】软骨增生区(3),软骨细胞体积变大,快速分裂,形成的同源细胞群纵向排列成行。

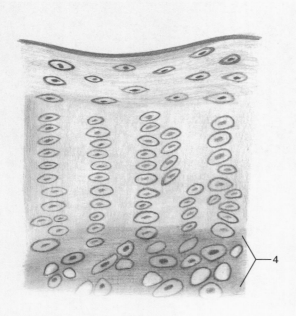

图 5-4C

【3】软骨钙化区(4),软骨细胞肥大,逐渐退化死亡,细胞柱之间的软骨基质变薄、钙化,呈强嗜碱性。

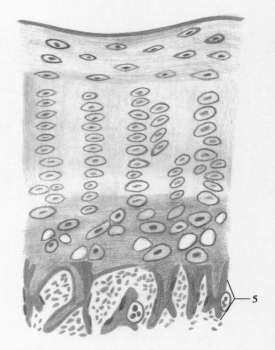

图 5-4D

【4】成骨区(5),成骨细胞在残留的软骨基质表面成骨,形成过渡型骨小梁,骨小梁之间为初级骨髓腔,小梁表面附有成骨细胞和破骨细胞。

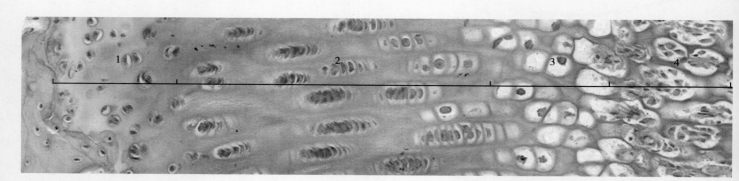

图 5-4 软骨性骨发生

取材和染色方法:指骨,HE 染色
1. 软骨储备区   2. 软骨增生区   3. 软骨钙化区   4. 成骨区

骺板是长骨继续增长的基础。骺板的软骨细胞不断分裂增殖,生成新的软骨,并依照软骨内成骨的过程进行成骨,使骨不断增长。到17~20 岁时,骺板停止生长,被骨组织取代,形成骺线,长骨不再增长。

(马海英　胡莹秋)

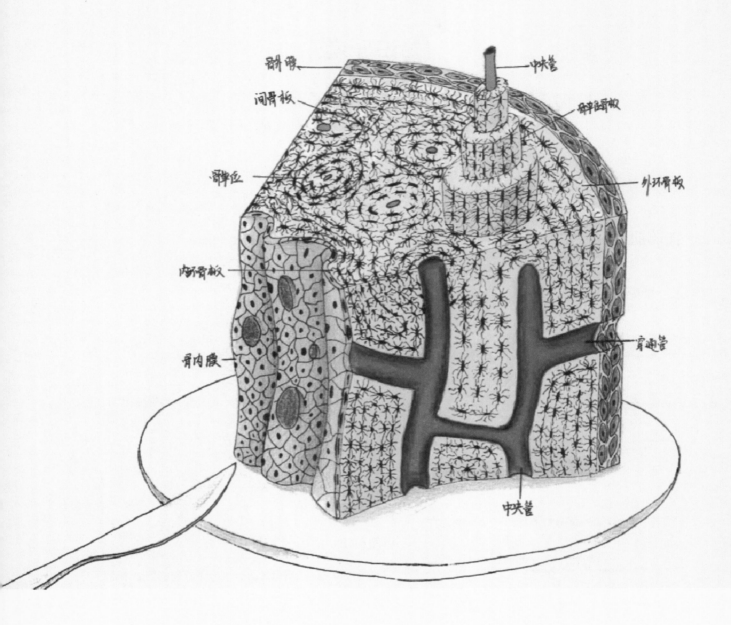

插图

《长骨骨干模式图》
大连医科大学　余可馨
大连医科大学　2019 年第一届医学生组织胚胎学绘图大赛　一等奖

第六章　肌　组　织

知识导读：

1. 三种肌组织的结构有什么区别?
2. 横纹肌溶解综合征是什么细胞被破坏了?
3. 肌肉为什么会收缩?

骨骼肌

1. 骨骼肌(纵切)

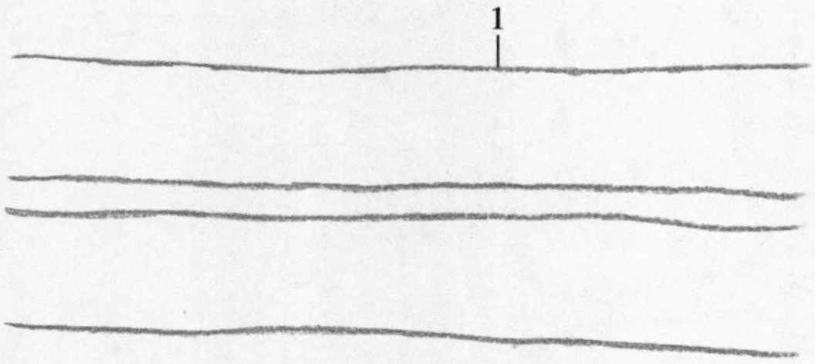

图 6-1A

在切片中骨骼肌纤维呈长带状,最外面为细胞膜,也称肌膜(1)。

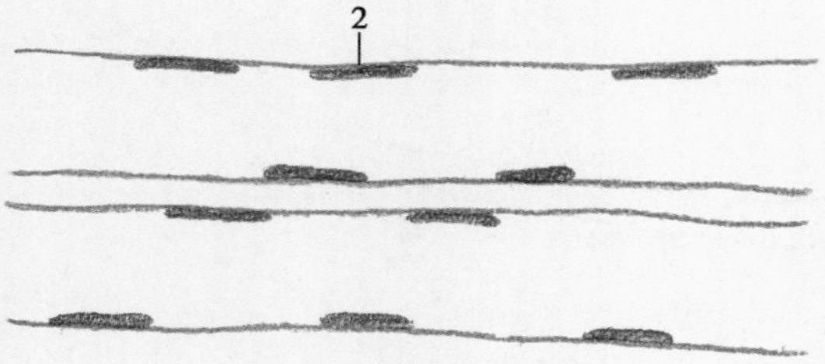

图 6-1B

细胞核(2)多个,呈扁椭圆形,位于肌纤维的周边,肌膜下方。

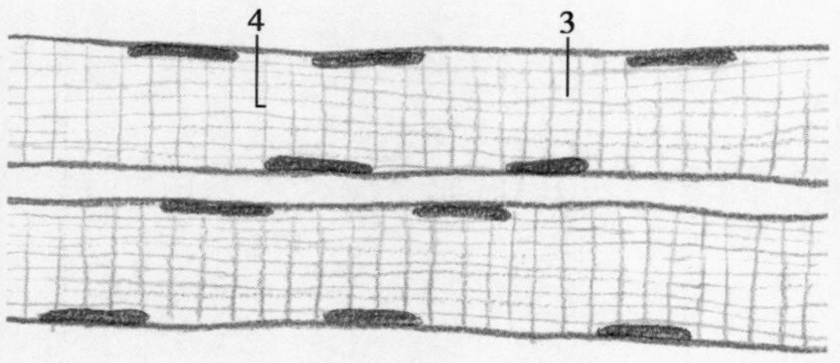

图 6-1C

细胞质内含有许多细丝状、沿肌纤维长轴平行排列的肌原纤维(3)。肌纤维呈现出规则的明暗交替的横纹(4)。

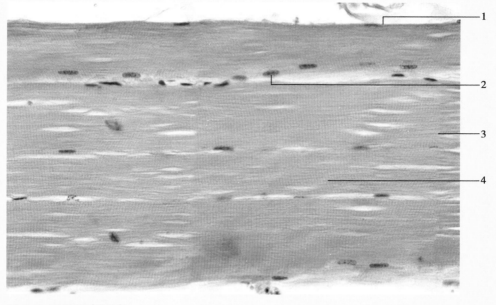

图 6-1 骨骼肌(纵切)

取材和染色方法:骨骼肌,HE 染色

1. 细胞膜　　2. 细胞核　　3. 肌原纤维　　4. 横纹

2. 骨骼肌(横切)

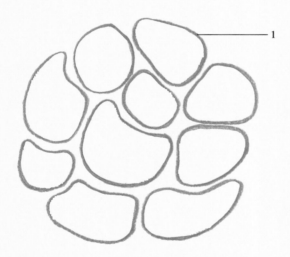

图 6-2A

骨骼肌纤维呈圆形,多边形或不规则形,最外面为细胞膜(1)。

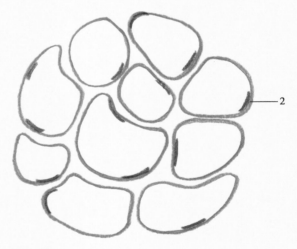

图 6-2B

多个细胞核(2),呈扁平状,位于肌纤维的边缘。

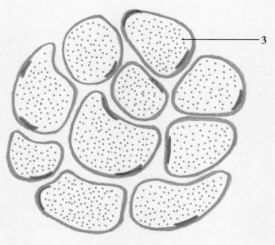

图 6-2C

肌原纤维(3)呈点状,不均匀地分布于肌质内。

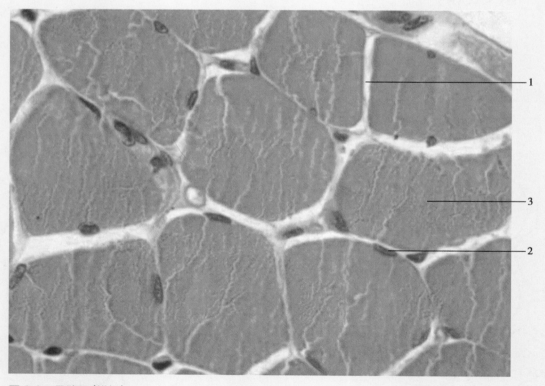

图 6-2　骨骼肌(横切)

取材和染色方法:骨骼肌,HE 染色
1. 细胞膜　　2. 细胞核　　3. 肌原纤维

　　骨骼肌一般借肌腱附着于骨骼,基本成分是骨骼肌纤维。骨骼肌的收缩受意志支配,属于随意肌,肌纤维有明暗相间的横纹,属于横纹肌。

心肌

3. 心肌(纵切)

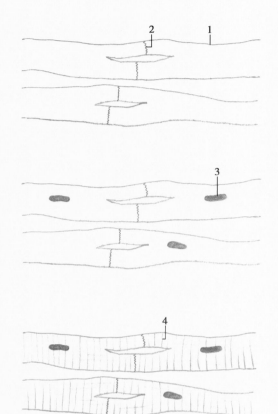

图 6-3A

心肌纤维呈短带状,多数有分支,其分支相互连接成网状,最外面为细胞膜(1)。相邻心肌纤维连接部位可见深而粗的直线或阶梯形线,即闰盘(2)。

图 6-3B

细胞核(3)呈卵圆形,位于中央,多为一个,有的细胞含有双核。

图 6-3C

细胞也可见明暗相间的横纹(4)。

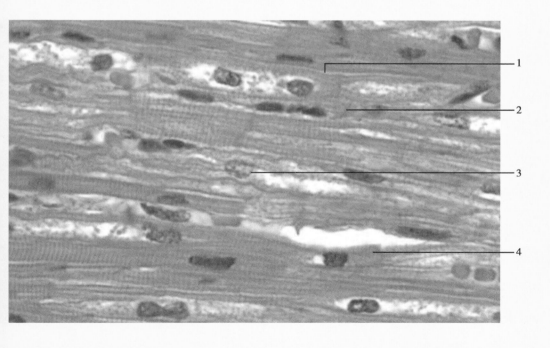

图 6-3 心肌(纵切)

取材和染色方法: 心脏,HE 染色
1. 细胞膜
2. 闰盘
3. 细胞核
4. 横纹

4. 心肌(横切)

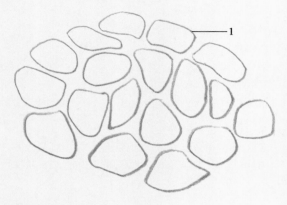

图 6-4A

心肌纤维呈圆形、卵圆形或不规则形, 粗细不均, 最外面为细胞膜(1)。

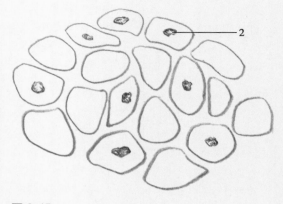

图 6-4B

有的切面可见细胞核(2), 核呈圆形或卵圆形, 位于中央。有的切面未见细胞核。

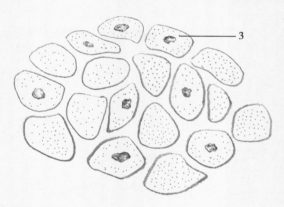

图 6-4C

肌质内肌原纤维(3)被横切呈细小点状, 主要分布在细胞周边, 核周肌原纤维少, 着色浅。

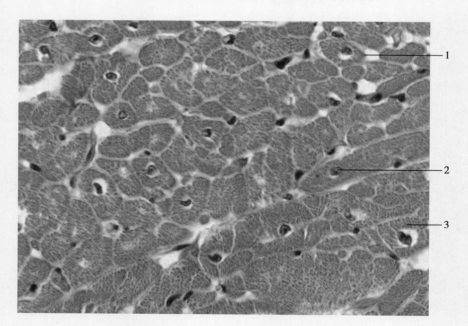

图 6-4 心肌(横切)

取材和染色方法: 心脏, HE 染色

1. 细胞膜
2. 细胞核
3. 肌原纤维

心肌分布于心脏及邻近心脏的大血管根部,主要由心肌纤维构成,其收缩有自律性。心肌收缩不受意志支配,为不随意肌,心肌纤维有明暗相间的横纹,属于横纹肌。

横纹肌溶解综合征是指一系列影响横纹肌(骨骼肌或心肌)细胞膜、膜通道及其能量供应的遗传性或获得性疾病导致的横纹肌损伤,细胞膜完整性改变,细胞内容物漏出,多伴有急性肾功能衰竭及代谢紊乱。

平滑肌

5. 平滑肌(纵切)

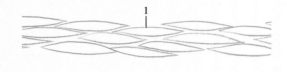

图 6-5A

平滑肌纤维呈长梭形,中间粗,两端细,长短不一,最外面为细胞膜(1)。

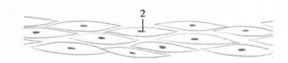

图 6-5B

只有一个细胞核(2),呈长椭圆形或杆状,位于细胞中央。胞质嗜酸性,染色较深,不见横纹。

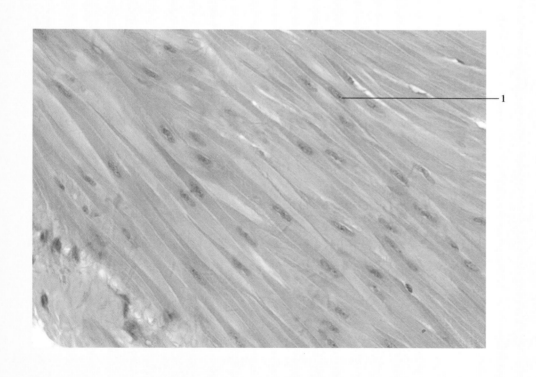

图 6-5 平滑肌(纵切)

取材和染色方法:空肠,HE 染色
1. 平滑肌细胞核

6. 平滑肌(横切)

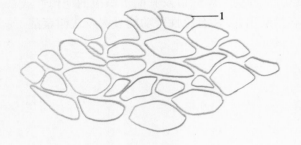

图 6-6A

平滑肌纤维的横切面呈大小不等的圆形或不规则形,最外面为细胞膜(1)。

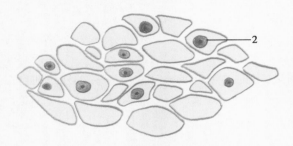

图 6-6B

若切经细胞体中间部,可见一个位于中央的圆形细胞核(2),若切经细胞两端,则不含细胞核,胞质嗜酸性。

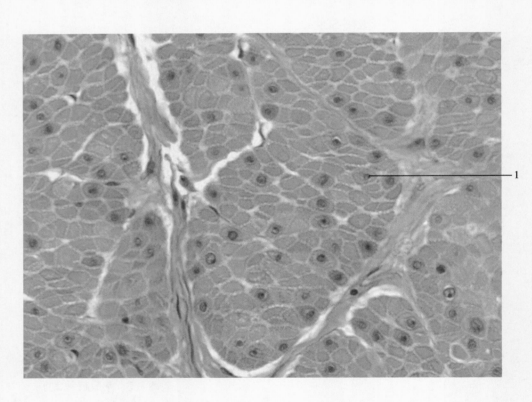

图 6-6 平滑肌(横切)

取材和染色方法: 空肠, HE 染色
1. 平滑肌细胞核

　　平滑肌主要由平滑肌纤维构成,分布于一些内脏器官以及存在于某些实质性器官的被膜内。在器官内可散在分布于结缔组织中,但大部分肌纤维重叠成层或集结成束,构成管道或有腔器官的壁,其收缩不受意志支配,为不随意肌。

肌原纤维超微结构

7. 肌原纤维超微结构(模式图)

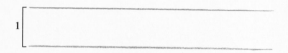

图 6-7A

在骨骼肌肌质中有大量沿其长轴平行排列的肌原纤维(1)。

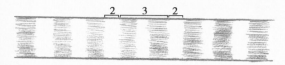

图 6-7B

每条肌原纤维都有明暗相间的带,明带又称 I 带(2),暗带又称 A 带(3)。

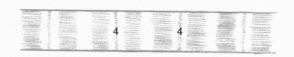

图 6-7C

明带中央的暗线为 Z 线(4)。

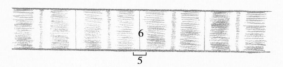

图 6-7D

暗带中央为 H 带(5),着色浅,H 带中央深色为 M 线(6)。

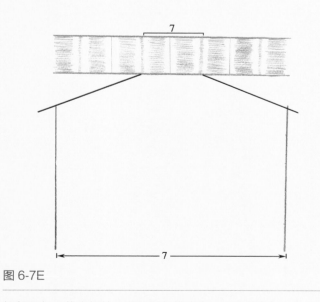

图 6-7E

相邻两条 Z 线之间的一段肌原纤维称为一个肌节(7)。

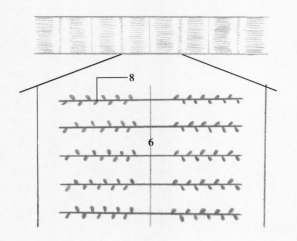

图 6-7F

肌节由粗、细肌丝组成。粗肌丝(8)位于肌节的中部，贯穿 A 带全长，两端游离，中央借 M 线(6)固定。粗肌丝由肌球蛋白分子组成，大量肌球蛋白分子平行排列，集合成束，组成一条粗肌丝。肌球蛋白分子形如豆芽，分头和杆两部分。

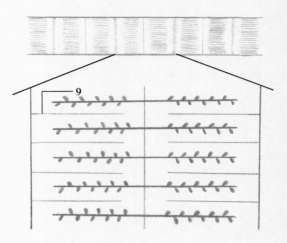

图 6-7G

细肌丝(9)位于肌节的两侧，一端附着于 Z 线，另一端伸至粗肌丝之间，其末端游离，止于 H 带的外侧。

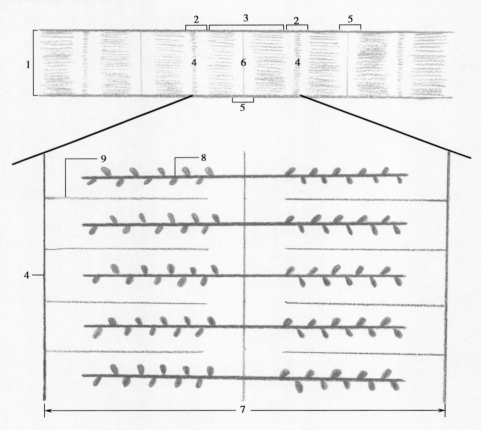

图 6-7　肌原纤维超微结构(模式图)

1. 肌原纤维
2. I 带
3. A 带
4. Z 线
5. H 带
6. M 线
7. 肌节
8. 粗肌丝
9. 细肌丝

　　骨骼肌的收缩机制，目前公认的是肌丝滑动学说。当神经冲动在运动终板传至肌膜时，冲动沿横小管传至肌原纤维表面。在三联体处，冲动传到终池，使肌质网内 Ca^{2+} 释放到肌质内，Ca^{2+} 与细肌丝的肌钙蛋白 C 单位(TnC)结合，引起肌钙蛋白和原肌球蛋白的变化，肌动蛋白单体暴露位点与粗肌丝的肌球蛋白位点接触，激活 ATP 酶，释放能量，化学能转化为机械能，将细肌丝拉向 M 线，肌节缩短，肌纤维收缩。

（丁艳芳）

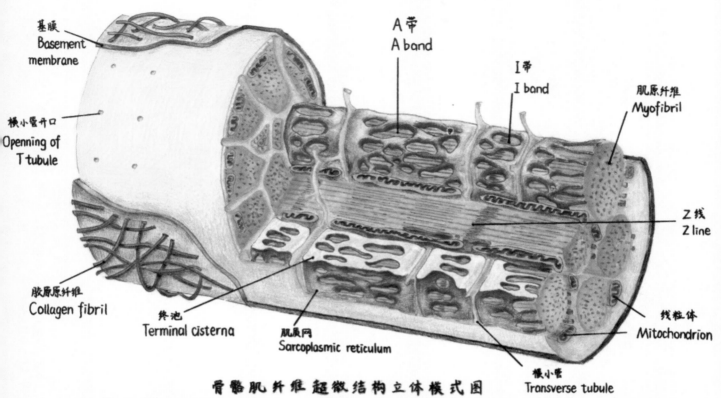

基膜
Basement
membrane

横小管开口
Openning of
T tubule

胶原原纤维
Collagen fibril

终池
Terminal cisterna

肌质网
Sarcoplasmic reticulum

A 带
A band

I 带
I band

肌原纤维
Myofibril

Z 线
Z line

线粒体
Mitochondrion

横小管
Transverse tubule

骨 骼 肌 纤 维 超 微 结 构 立 体 模 式 图
Three-dimensional diagram of structure of a skeletal muscle fiber

插图

《骨骼肌纤维超微结构立体模式图》
大连医科大学　王瑶菡
大连医科大学　2019 年第一届医学生组织胚胎学绘图大赛　一等奖

第七章　神经组织

知识导读:

1. 有机磷农药是如何引起中毒反应的?
2. 急性吉兰 - 巴雷综合征是神经内科常见的疾病,这种疾病主要损伤哪种结构?
3. 手术麻醉时患者在有意识的情况下,能感受到器械对脏器的牵拉和刺激吗?
4. 通常情况下我们的大脑是不容易被病原微生物入侵的,你知道大脑中哪种结构能够抵御病原微生物的侵袭吗?

神经元

1. 多极神经元

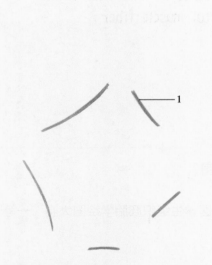

图 7-1A

多极神经元的胞体呈多角形或不规则形,由细胞膜(1)、细胞质和细胞核组成。

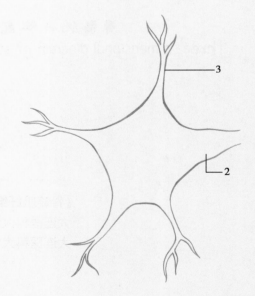

图 7-1B

从胞体上发出许多突起,其中一个为轴突。轴突从胞体发出的起始部位呈圆锥形,为轴丘(2)。多极神经元从胞体上发出多个树突(3),一般自胞体发出后反复分支,并且逐渐变细,形如树枝状。HE 染色切片中通常只能看到突起的根部。

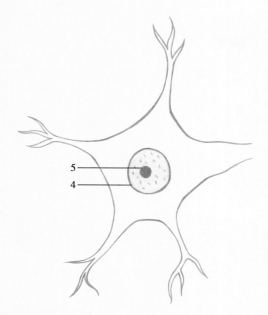

图 7-1C

细胞核（4）大而圆，位于细胞的中央，染色浅，可见明显的核仁（5）。

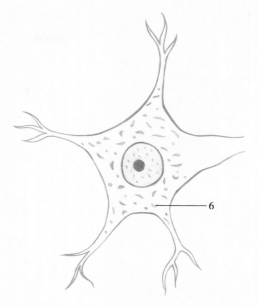

图 7-1D

在核周和树突中有呈颗粒状或斑块状的嗜碱性结构，为尼氏体（6），其由密集排列的粗面内质网和其间的游离核糖体组成。轴丘和轴突中没有尼氏体，故染色较浅。

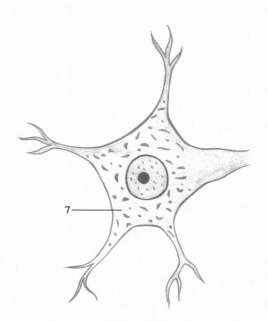

图 7-1E

细胞质（7）中还含有其他丰富的细胞器，除此之外，还有丰富的神经原纤维，呈细丝状，分布于胞体、树突和轴突中，但在 HE 染色中无法辨认。

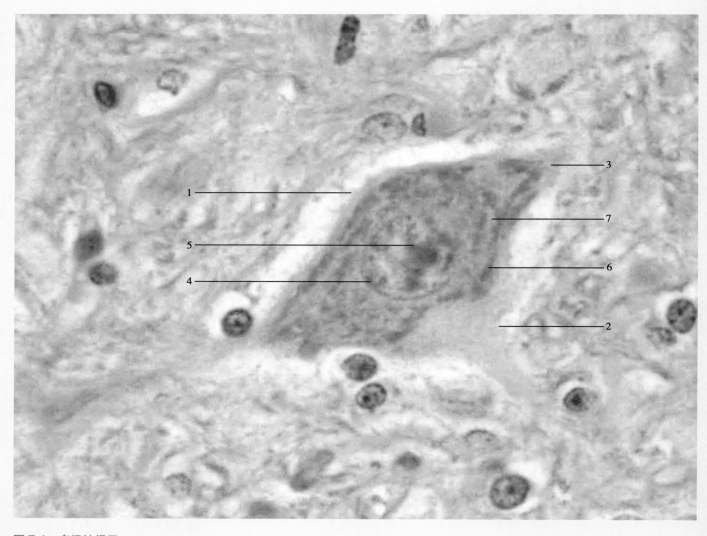

图 7-1　多极神经元

取材和染色方法：脊髓,HE 染色

1. 细胞膜　　2. 轴丘　　3. 树突　　4. 细胞核　　5. 核仁　　6. 尼氏体　　7. 细胞质

　　神经元是神经系统的结构和功能单位,它们彼此相互联系形成复杂的神经网络,树突接受刺激,并将冲动传入胞体,轴突将神经冲动传递给其他神经元或效应细胞。

突触

2. 化学突触超微结构（模式图）

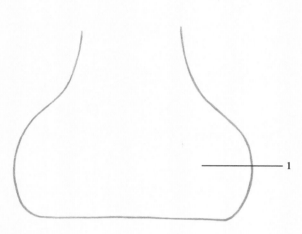

图 7-2A

化学突触由三部分组成：突触前成分、突触后成分和突触间隙。其中突触前成分(1)，通常为轴突终末的球状膨大。

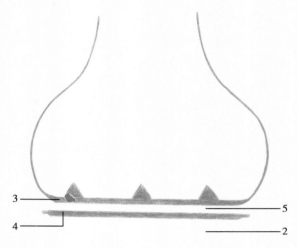

图 7-2B

突触前成分和突触后成分(2)相对应的细胞膜较其余部位略增厚，分别称为突触前膜(3)和突触后膜(4)，两膜之间的狭窄间隙称为突触间隙(5)。突触前膜内侧有一层高电子密度致密物质和排列规则的锥形致密突起。

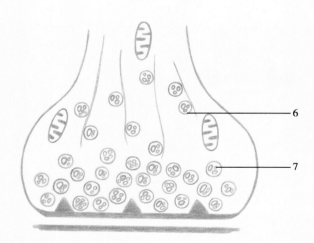

图 7-2C

突触前成分的细胞质内含有许多突触小泡(6)。突触小泡是突触前成分的特征性结构，内含有神经递质(7)。突触前成分还含有微丝、微管和线粒体。

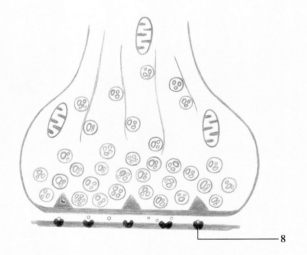

图 7-2D

突触小泡可移向突触前膜，通过胞吐作用，释放神经递质到突触间隙中。释放到突触间隙的神经递质与突触后膜的受体(8)结合，引起突触后神经元(或效应细胞)的活动。

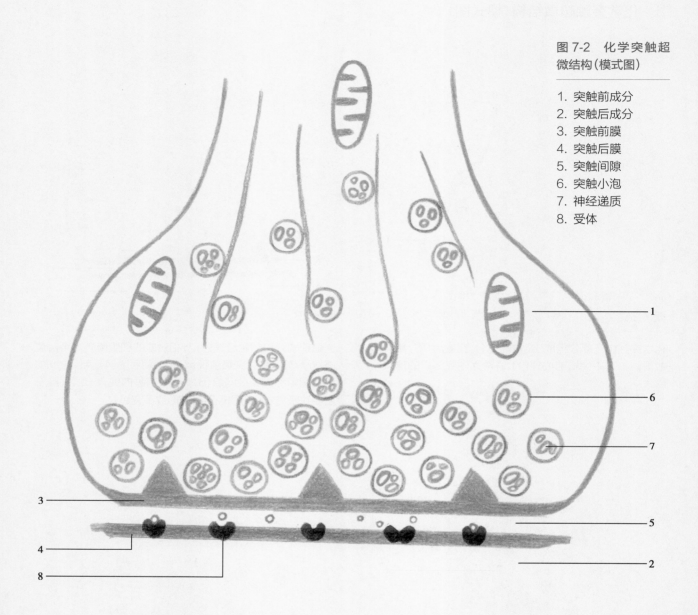

图 7-2　化学突触超
微结构（模式图）

1. 突触前成分
2. 突触后成分
3. 突触前膜
4. 突触后膜
5. 突触间隙
6. 突触小泡
7. 神经递质
8. 受体

　　突触是神经元与神经元之间，或神经元与效应细胞之间的一种特化的细胞连接。分为电突触和化学突触。化学突触即通常所说的突触。突触过程完成后，多余的神经递质要被及时灭活，才能保证冲动传递的灵敏性。有机磷农药是我国广泛使用的杀虫剂，包括敌敌畏、敌百虫等。其可使神经递质乙酰胆碱在化学突触过程完成后，不被及时分解，而在突触间隙大量积聚，并对受体产生过度的激动，患者从而出现中毒症状与体征。

神经胶质细胞

3. 原浆性星形胶质细胞(模式图)

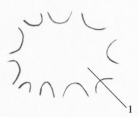

图 7-3A

星形胶质细胞是体积最大的胶质细胞,分为两种。原浆性星形胶质细胞分布于灰质,胞体(1)呈星形。

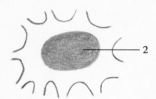

图 7-3B

细胞核(2)大,呈圆形或椭圆形。

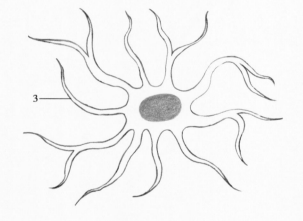

图 7-3C

胞体发出许多放射状排列的突起(3)。

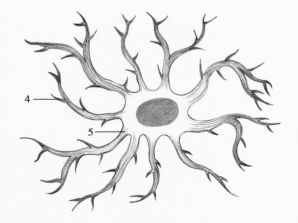

图 7-3D

突起分支(4)多,短而粗,表面粗糙,胞质内神经胶质丝(5)较少。

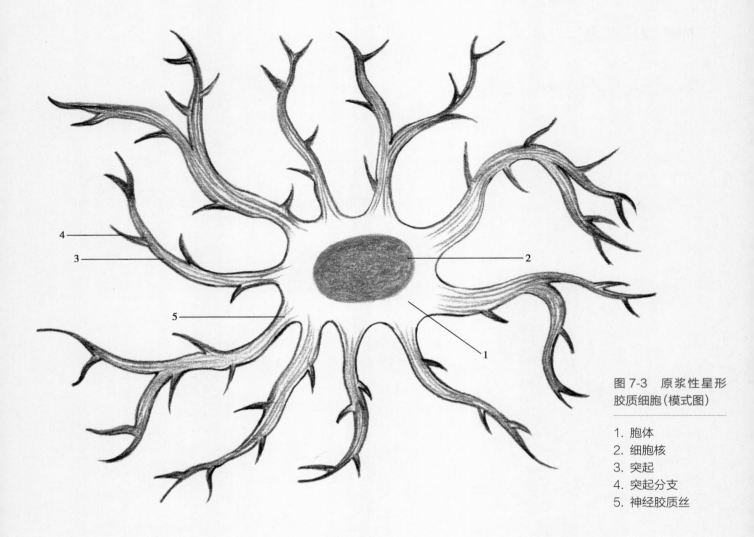

图 7-3　原浆性星形
胶质细胞（模式图）

1. 胞体
2. 细胞核
3. 突起
4. 突起分支
5. 神经胶质丝

4. 纤维性星形胶质细胞（模式图）

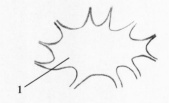

图 7-4A

纤维性星形胶质细胞分布于白质，胞体
（1）呈星形。

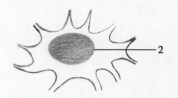

图 7-4B

细胞核（2）大，呈圆形或椭圆形。

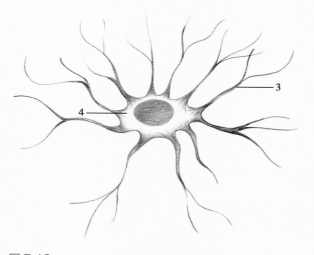

图 7-4C

突起(3)细长而直,分支少,表面光滑,胞质内神经胶质丝
(4)丰富。

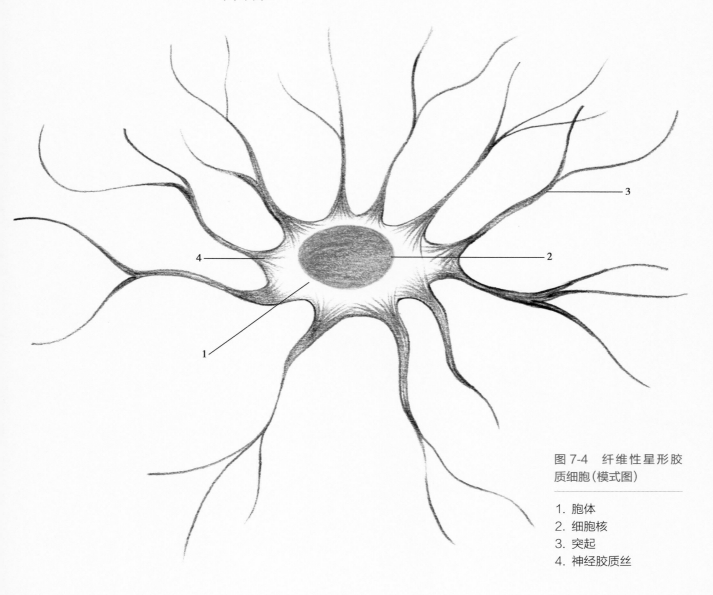

图 7-4　纤维性星形胶
质细胞(模式图)

1. 胞体
2. 细胞核
3. 突起
4. 神经胶质丝

5. 少突胶质细胞（模式图）

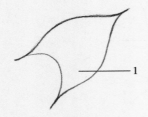

图 7-5A

少突胶质细胞,胞体(1)小于星形胶质
细胞,呈圆形或椭圆形。

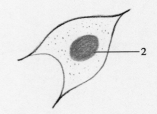

图 7-5B

细胞核(2)呈圆形或椭圆形。

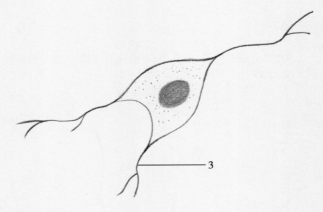

图 7-5C

突起(3)少,细而短。

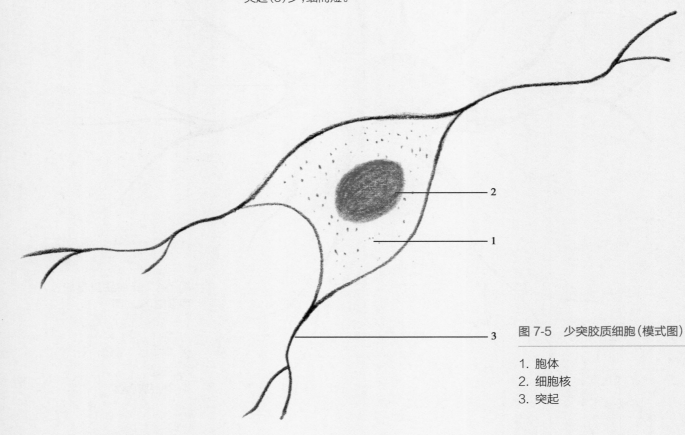

图 7-5　少突胶质细胞(模式图)

1. 胞体
2. 细胞核
3. 突起

6. 小胶质细胞(模式图)

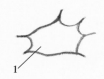

图 7-6A

小胶质细胞体积最小,胞体(1)呈长椭圆形。

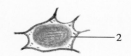

图 7-6B

细胞核(2)小,呈椭圆形或三角形。

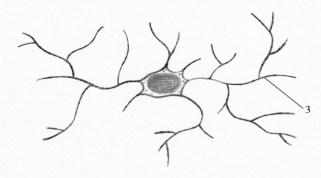

图 7-6C

常在胞体长轴的两端伸出两个较长突起(3),反复分支。

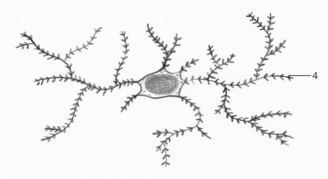

图 7-6D

其表面有棘突(4)。

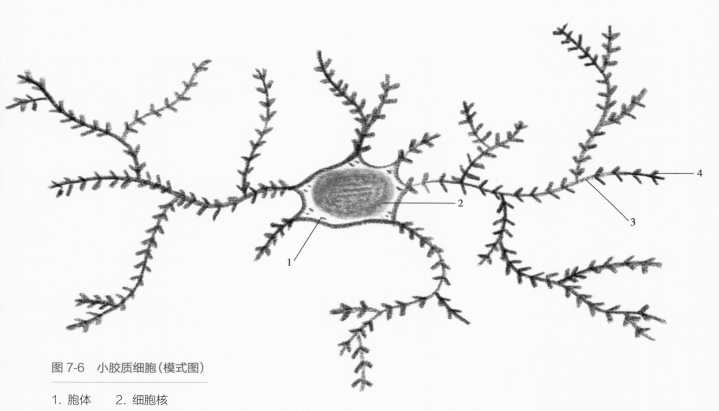

图 7-6 小胶质细胞(模式图)

1. 胞体　2. 细胞核
3. 突起　4. 棘突

　　HE 染色只能显示神经胶质细胞的核和少量细胞质,用特殊银染或免疫组织化学方法可显示其整体形态。神经胶质细胞对神经元起到支持、营养、保护和绝缘等作用。

神经纤维

7. 周围神经系统有髓神经纤维髓鞘形成（模式图）

图 7-7A

在横切面上，周围神经系统有髓神经纤维的
中央为一圆形的轴突（1）的横断面。

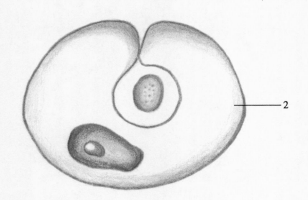

图 7-7B

施万细胞（2）包卷在轴突周围，细胞核呈长椭圆
形，位于周边。

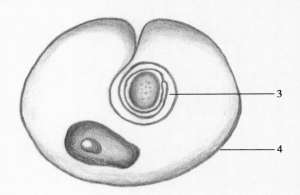

图 7-7C

施万细胞的双层细胞膜呈同心圆反复环绕轴突构成明暗相
间的板层样结构即为髓鞘（3）。施万细胞外有一层基膜，其
和施万细胞最外层的一层细胞膜共同构成神经膜（4）。

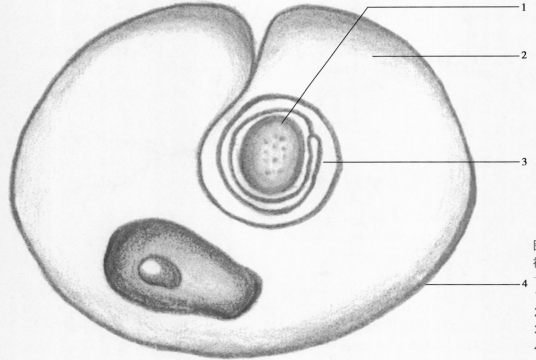

图 7-7　周围神经系统有髓
神经纤维髓鞘形成（模式图）

1. 轴突
2. 施万细胞
3. 髓鞘
4. 神经膜

8. 周围神经系统有髓神经纤维（纵切和横切）

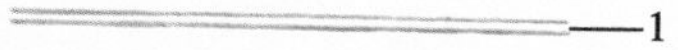

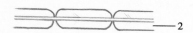
——1

图 7-8A

从纵切面上观察，中央为一条浅粉色的线状结构，为神经纤维的轴突(1)。

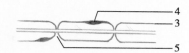
——2

图 7-8B

多个施万细胞呈长卷筒状一个接一个地包绕轴突，形成节段性髓鞘(2)，因髓鞘中的类脂被溶解，故呈细网状。

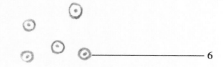
——4
——3
——5

图 7-8C

髓鞘外周较细的粉红色线条即神经膜(3)，由施万细胞最外层细胞膜和基膜组成。可见施万细胞核(4)位于髓鞘边缘。两相邻髓鞘相接缩窄处即为郎飞结(5)。

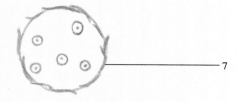
——6

图 7-8D

在横切面上，每一条有髓神经纤维(6)的中央粉色小点为轴突的横断面，大小不等，周边的环状结构为神经膜，轴突与神经膜之间为髓鞘，染色浅。

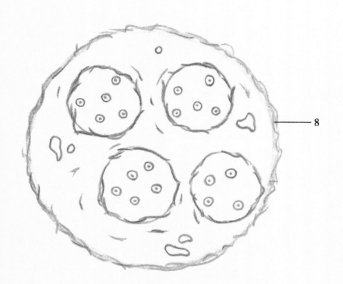
——7

图 7-8E

大量的有髓神经纤维形成神经束，其外面的结缔组织为神经束膜(7)。

——8

图 7-8F

许多神经束聚集在一起形成一根神经。其外包裹的结缔组织为神经外膜(8)。

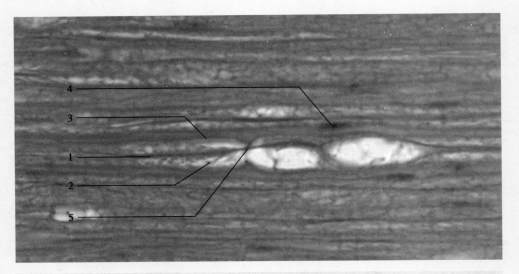

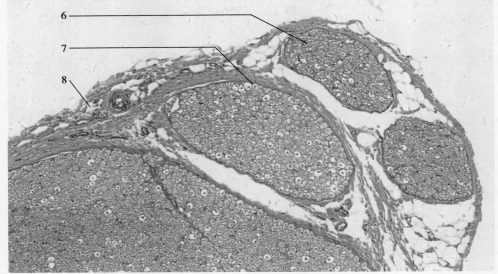

图 7-8 周围神经系统有髓神经纤维（纵切和横切）

取材和染色方法：坐骨神经，HE 染色
1. 轴突
2. 髓鞘
3. 神经膜
4. 施万细胞核
5. 郎飞结
6. 有髓神经纤维
7. 神经束膜
8. 神经外膜

　　有髓神经纤维的神经冲动传导，是从一个郎飞结到下一个郎飞结，呈跳跃式传导，因而传导速度比无髓神经纤维快。髓鞘中含有大量类脂，在组织液与轴膜间起绝缘作用。急性吉兰 - 巴雷综合征的病因不明，主要以神经根和外周神经损害为主，病理表现是周围神经纤维广泛的炎症性、节段性脱髓鞘。在受到某种致病因素的影响下，髓鞘被破坏，使得神经纤维的绝缘性变差，从而影响神经冲动的传导功能。

血 - 脑屏障

9. 血 - 脑屏障（模式图）

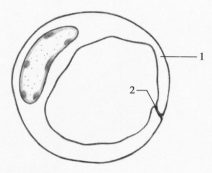

图 7-9A

血 - 脑屏障由连续毛细血管内皮、基膜及胶质界膜构成。毛细血管由内皮细胞(1)围成，内皮细胞扁平形，含核的位置稍厚，细胞间以紧密连接(2)封闭。

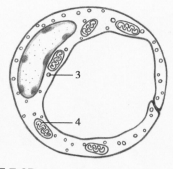

图 7-9B

内皮细胞胞质内可见吞饮小泡(3)和大量线粒体(4)。

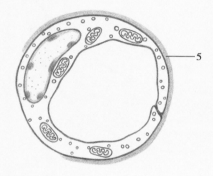

图 7-9C

内皮细胞外有连续的基膜(5)。

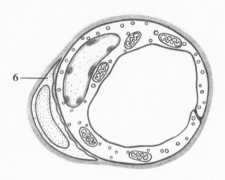

图 7-9D

内皮细胞及其基膜间可有周细胞(6)，周细胞扁平且两端有突起。

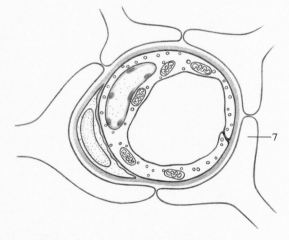

图 7-9E

星形胶质细胞突起末端膨大为脚板，贴附在毛细血管壁上构成血 - 脑屏障的胶质界膜(7)。

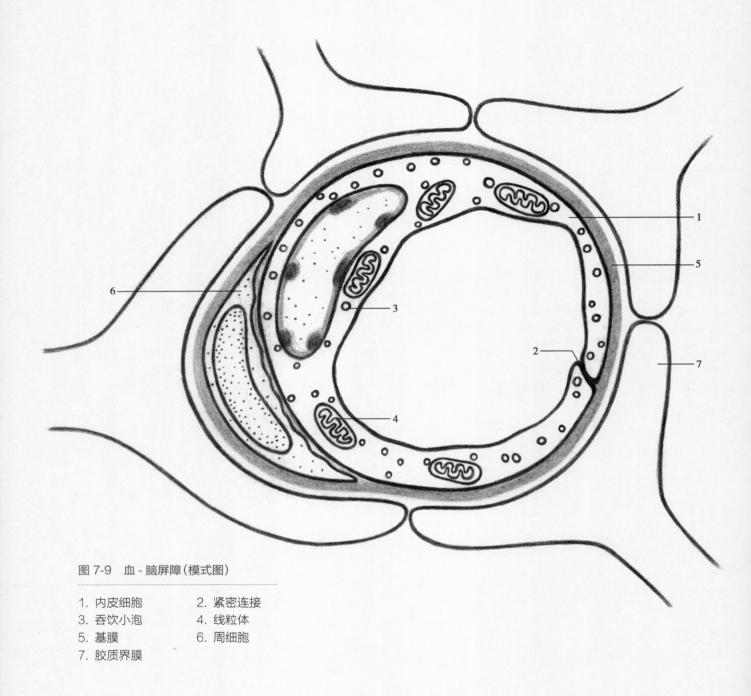

图 7-9 血 - 脑屏障（模式图）

1. 内皮细胞　　2. 紧密连接
3. 吞饮小泡　　4. 线粒体
5. 基膜　　　　6. 周细胞
7. 胶质界膜

　　血 - 脑屏障能阻止血液中某些有害物质进入脑内，但能选择性让营养物质和代谢产物顺利通过，从而维持脑组织微环境的稳定性。当机体免疫功能低下，血 - 脑屏障功能不健全时，病原微生物可以侵入中枢神经系统而发病。

神经末梢

10. 环层小体

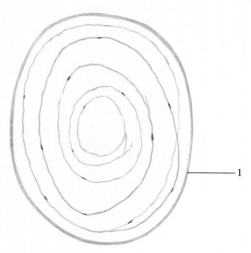

图 7-10A

在横切面上,环层小体呈圆形或椭圆形,小体的被囊(1)由数十层扁平细胞呈同心圆排列组成,其间可见扁平的细胞核。

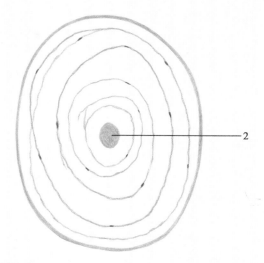

图 7-10B

小体的中轴为一均质性的圆柱体(2),染色较深,有髓神经纤维失去髓鞘后穿行于圆柱体内。

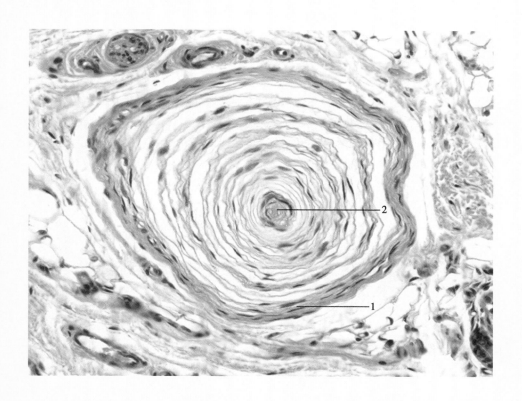

图 7-10 环层小体

取材和染色方法:指皮,HE 染色
1. 被囊
2. 圆柱体

　　环层小体主要分布于真皮深层、皮下组织、肠系膜和韧带等处,神经末梢在 HE 染色切片上不可见,主要感受压力、振动和张力等。手术过程中,患者在有意识的情况下,器械对脏器的牵拉和刺激形成张力、压力觉,可刺激环层小体,使患者产生感觉。

11. 肌梭(模式图)

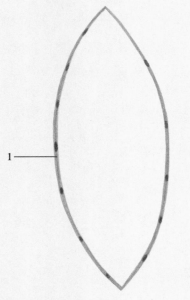

图 7-11A

肌梭表面为结缔组织被囊(1)。

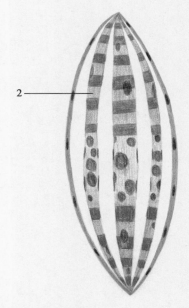

图 7-11B

内含若干条较细的骨骼肌纤维,有明暗相间的横纹,称梭内肌纤维(2)。细胞核常集中于肌纤维的中央。

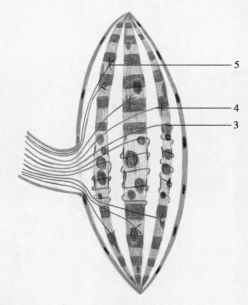

图 7-11C

感觉神经纤维进入肌梭时失去髓鞘,其终末分支为环状感觉神经末梢(3)和花枝样感觉神经末梢(4)分别环绕梭内肌纤维的中段,或呈花枝样终止于梭内肌纤维。此外,肌梭内还有一种来自脊髓前角小型神经元较细的运动神经纤维(5),分布于梭内肌纤维的两端。

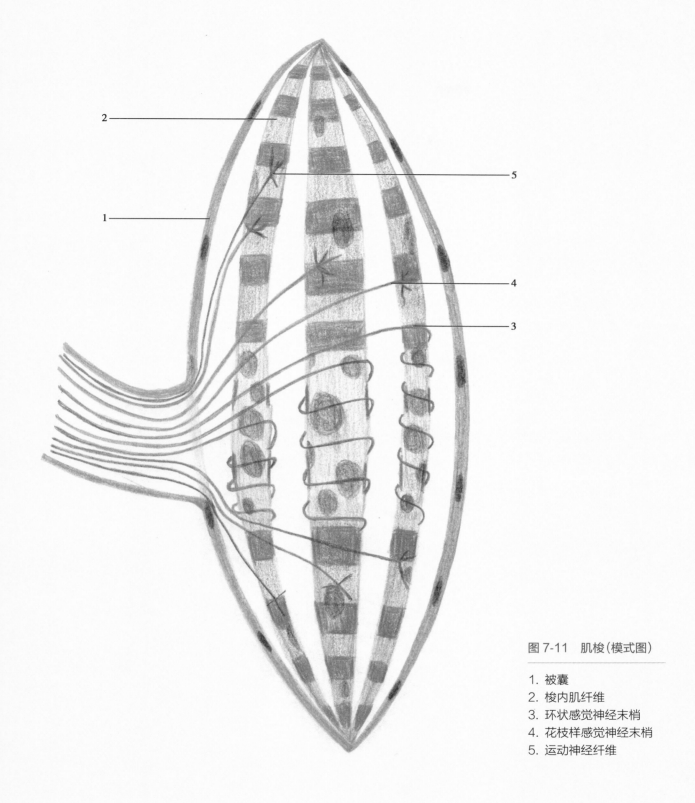

图 7-11　肌梭(模式图)

1. 被囊
2. 梭内肌纤维
3. 环状感觉神经末梢
4. 花枝样感觉神经末梢
5. 运动神经纤维

　　肌梭位于肌纤维束之间,其内的神经末梢在 HE 染色切片上不可见,是感受肌肉的运动和肢体位置变化的本体感受器,对骨骼肌的活动起调节作用。

12. 触觉小体

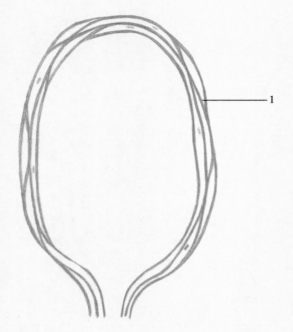

图 7-12A

触觉小体呈椭圆形,周围包有结缔组织被囊(1)。

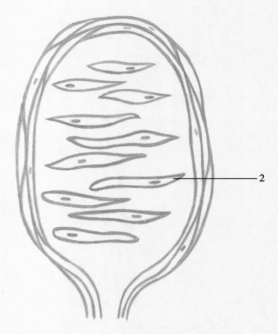

图 7-12B

小体内有许多横列的扁平细胞(2)。

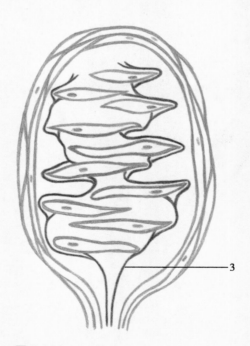

图 7-12C

有髓神经纤维终末(3)进入小体时失去髓鞘进入被囊内,分支盘绕在扁平细胞间。

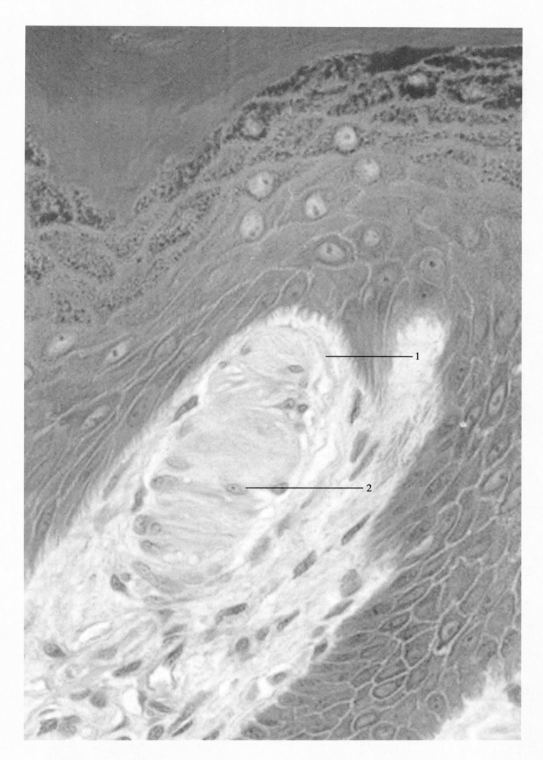

图 7-12　触觉小体

取材和染色方法：指皮，HE 染色
1. 被囊
2. 扁平细胞

触觉小体分布在真皮乳头内，长轴与皮肤表面垂直。触觉小体内的神经末梢在镀银染色切片中可见，在 HE 染色时不可见，其功能是感受触觉。

（宋　阳）

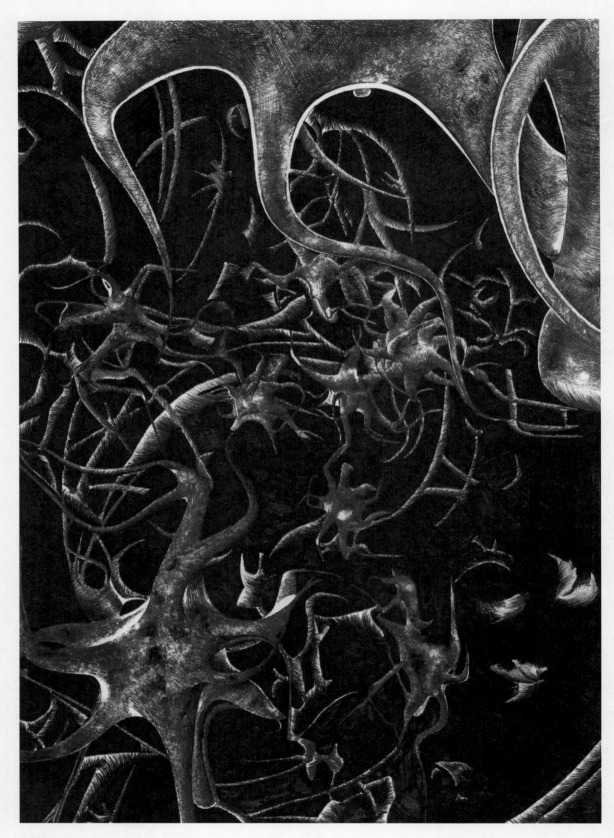

插图

《神经元》

遵义医科大学　李婷

中国解剖学会　2019 年第二届全国医学生解剖绘图大赛　二等奖

第八章　神经系统

知识导读：

乙醇中毒会引起小脑出现哪些改变？

小脑

1. 小脑皮质

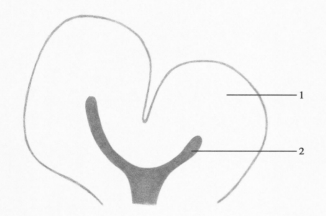

图 8-1A

小脑实质切面呈分叶状,浅层为皮质(1),深层为髓质(2),髓质由神经纤维和神经胶质细胞构成。

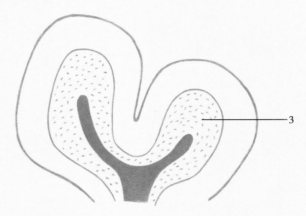

图 8-1B

小脑皮质从外向内依次是分子层,浦肯野细胞层和颗粒层。颗粒层(3)位于小脑皮质的最内层,细胞排列密集,含颗粒细胞和高尔基细胞。

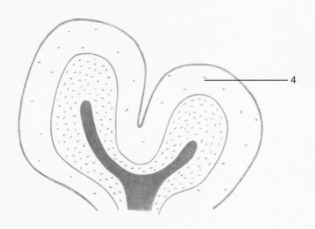

图 8-1C

分子层(4)位于皮质表面,染色浅,细胞较少,分散排列,主要有星形细胞和篮状细胞。

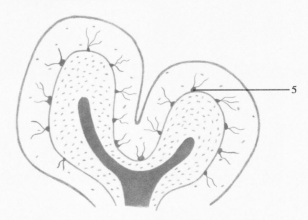

图 8-1D

在分子层与颗粒层之间为浦肯野细胞层(5),由单层浦肯野细胞构成,细胞体积较大,有 2~3 条粗大的树突伸入分子层。

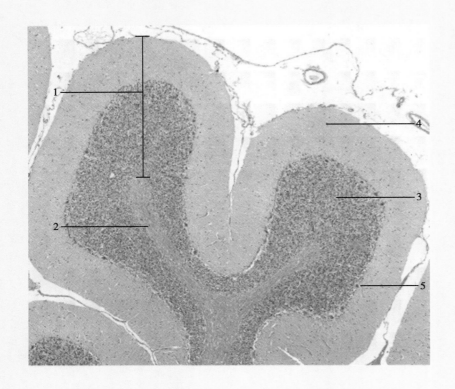

图 8-1　小脑皮质

取材和染色方法：小脑，HE 染色
1. 皮质
2. 髓质
3. 颗粒层
4. 分子层
5. 浦肯野细胞层

　　小脑的皮质结构较大脑皮质简单，每个叶片的结构基本相同。乙醇中毒会引起小脑前叶的前部及蚓部上方明显萎缩，镜下可见小脑皮质各层细胞，尤其是浦肯野细胞有明显退行性变。患者首先表现为步态蹒跚，以后逐渐出现共济失调、上肢震颤、构音不清等症状。

大脑

2. 大脑皮质

图 8-2A

大脑皮质的神经元分布呈层状，大致分为六层，但各层之间分界不明显。皮质浅层为分子层(1)，神经元小而少，染色浅。

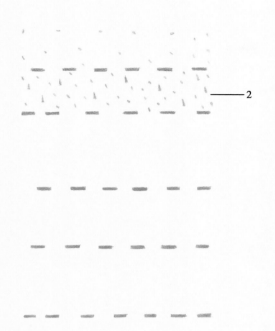

图 8-2B

外颗粒层(2)含有许多颗粒细胞和少量小型锥体细胞。

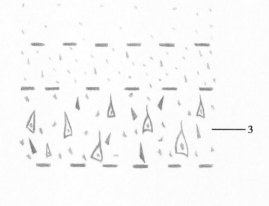

图 8-2C

外锥体细胞层(3)主要由许多中型锥体细胞组成,并含有少量颗粒细胞。

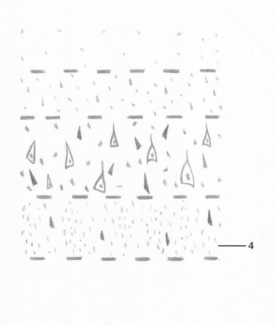

图 8-2D

内颗粒层(4)主要由密集排列的颗粒细胞组成,还含有少量的小型锥体细胞。

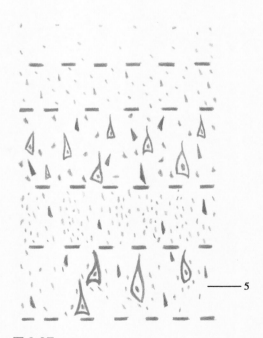

图 8-2E

内锥体细胞层(5)主要由中型和大型锥体细胞组成,还有少量颗粒细胞。

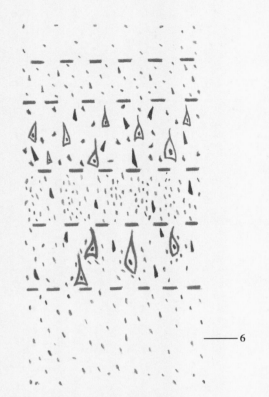

——6

图 8-2F

多形细胞层(6)含有多种类型细胞,以梭形细胞为主。

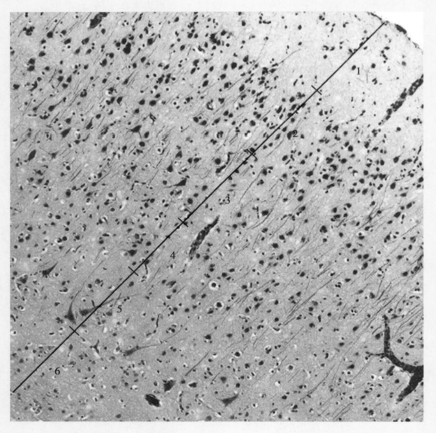

图 8-2 大脑皮质

取材和染色方法:大脑,镀银染色
1. 分子层
2. 外颗粒层
3. 外锥体细胞层
4. 内颗粒层
5. 内锥体细胞层
6. 多形细胞层

　　大脑皮质神经元数量多,种类丰富,均为多极神经元。大脑不同区域的皮质这六层结构存在差异,各层的厚度和细胞组成均具有区域性特征,各层细胞间通过突触形成复杂的联系。

（宋　阳）

第九章　循环系统

知识导读：

1. 身体的哪些部位毛细血管分布密集?
2. 随着年龄的增加血管壁结构会发生哪些变化?
3. 动脉粥样硬化的发生率有性别差异吗?

毛细血管

1. 连续毛细血管(模式图)

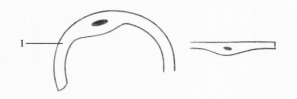

图 9-1A

毛细血管内皮细胞(1)扁平,含核位置稍厚,内皮细胞完整。

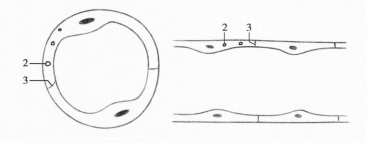

图 9-1B

内皮细胞胞质中有吞饮小泡(2)运送物质,内皮细胞间有紧密连接(3)封闭细胞间隙。

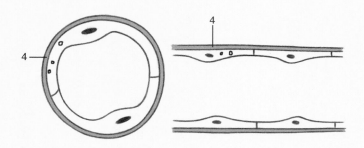

图 9-1C

内皮细胞外基膜(4)完整。

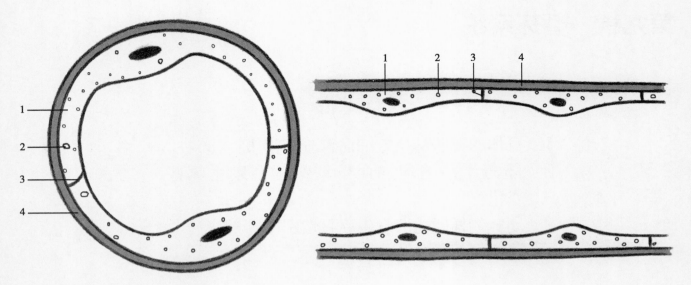

图 9-1　连续毛细血管（模式图）

（左为横断面，右为纵断面）
1. 内皮细胞　　2. 吞饮小泡　　3. 紧密连接　　4. 基膜

　　连续毛细血管分布于结缔组织、肌组织、肺和中枢神经系统等部位。其中脑和肺的毛细血管吞饮小泡较少。

2. 有孔毛细血管（模式图）

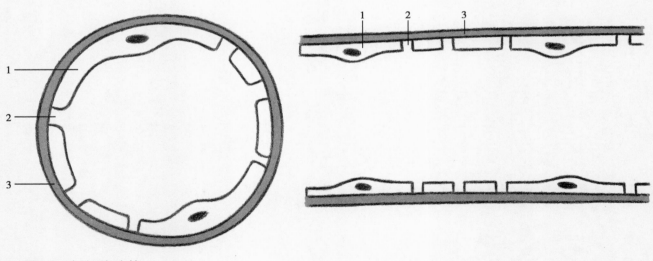

图 9-2　有孔毛细血管

（左为横断面，右为纵断面）
1. 内皮细胞　　2. 内皮细胞孔　　3. 基膜

　　有孔毛细血管的内皮细胞有贯穿胞质的内皮窗孔，一般有隔膜封闭，基膜连续，胞质内质膜小泡少（图中略），内皮细胞间有紧密连接（图中略）。有孔毛细血管分布于胃肠黏膜、内分泌腺、眼睫状体和肾血管球等处。其中肾血管球的内皮细胞窗孔无隔膜封闭，基膜比其他处毛细血管厚约 3 倍，与其滤过功能相关。

3. 窦状毛细血管（模式图）

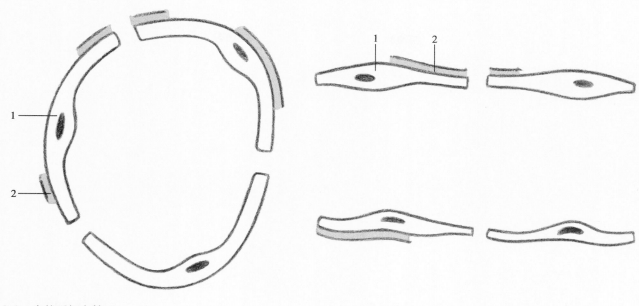

图 9-3　窦状毛细血管

（左为横断面，右为纵断面）
1. 内皮细胞　　2. 基膜

　　窦状毛细血管也称血窦，管腔较大，内皮细胞间隙较大，基膜或不连续或无，图中所绘为不连续基膜。窦状毛细血管也称不连续毛细血管，分布于需进行大分子物质交换的部位如肝小叶，以及血细胞不断进出的组织如骨髓和脾等。

　　毛细血管管壁薄、分布广，便于血液与周围组织或细胞进行物质交换。不同的组织毛细血管网的分布差别很大，代谢旺盛的器官如心、肺、肾脏等，毛细血管密集；代谢较低的组织如骨、韧带等，毛细血管分布稀疏。

动脉

4. 中动脉

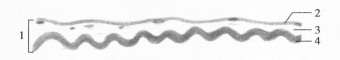

图 9-4A

中动脉管壁分为三层：内膜、中膜和外膜。内膜（1）分三层：内皮（2），内皮下层（3）和内弹性膜（4）。内皮下层为疏松结缔组织，较薄不易辨认，内弹性膜呈嗜酸性均质波浪状。

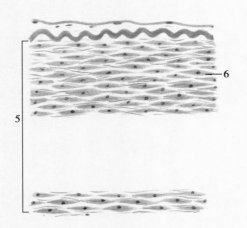

图 9-4B

中动脉中膜(5)较厚，由 10~40 层环形平滑肌纤维(6)组成，肌纤维间有一些弹性纤维和胶原纤维（中间部分肌层略）。

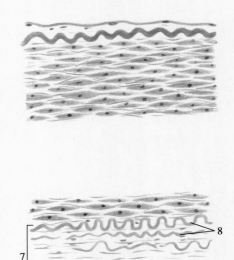

图 9-4C

中动脉外膜(7)较厚，由疏松结缔组织构成，和中膜交界处有多层的外弹性膜(8)。

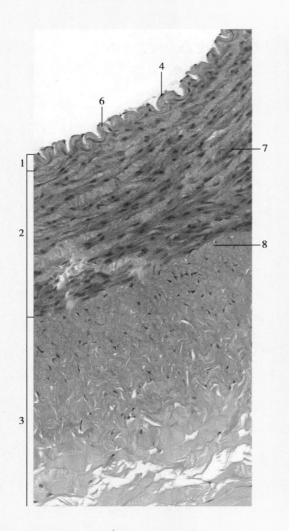

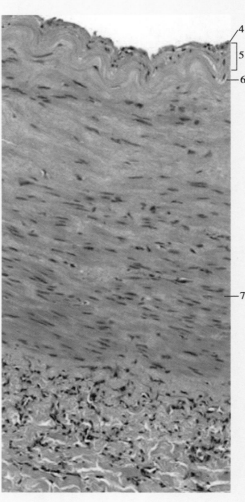

图 9-4 中动脉
（左低倍，右高倍）

取材和染色方法：
中动脉，HE 染色
1. 内膜
2. 中膜
3. 外膜
4. 内皮
5. 内皮下层
6. 内弹性膜
7. 平滑肌
8. 外弹性膜

中动脉的中膜较厚，以平滑肌为主，又称肌性动脉，平滑肌的舒缩可调节管腔的大小，可调节其支配部位的血流量，也称分配动脉。

5. 大动脉

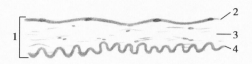

图 9-5A

大动脉内膜(1)由内皮(2)、内皮下层(3)和内弹性膜(4)构成，内皮下层为较厚的疏松结缔组织。内弹性膜和中膜的弹性膜相移行，无明显界限。

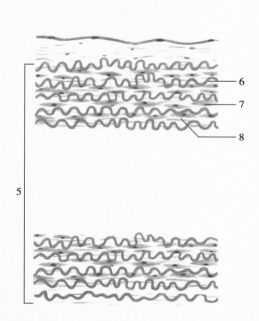

图 9-5B

大动脉中膜(5)很厚，有多层弹性膜(6)，呈波浪状，弹性膜之间有环形的平滑肌(7)和少量的胶原纤维(8)(部分中膜略)。

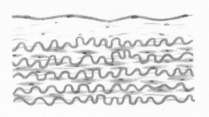

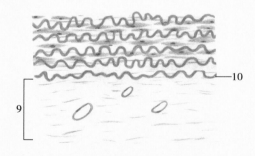

图 9-5C

大动脉外膜(9)较厚，由外弹性膜(10)和疏松结缔组织构成，其中有营养血管，分支成毛细血管营养管壁，大动脉的所有弹性膜并无明显界限。

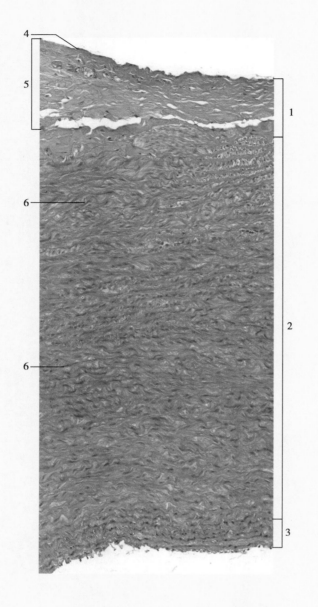

图 9-5 大动脉

取材和染色方法: 大动脉, HE 染色
1. 内膜
2. 中膜
3. 外膜
4. 内皮
5. 内皮下层
6. 弹性膜

　　大动脉的中膜有大量的弹性组织, 也称弹性动脉, 因管壁弹性大起到心脏辅助泵的作用, 弹性动脉管径大。属于弹性动脉的有主动脉、肺动脉、无名动脉、颈总动脉、锁骨下动脉及髂总动脉。

　　动脉管壁的结构发育到成年才渐趋完善, 此后, 随着年龄的增加, 血管壁中结缔组织成分增多, 平滑肌减少, 老年人血管内膜逐渐出现脂质沉积和钙化, 管壁随着年龄的增加逐渐增厚、硬化、弹性下降, 管腔缩小。临床上, 绝经期前女性动脉粥样硬化发病率低于同龄男性, 绝经期后女性发病率迅速增加, 是由于雌激素有抗动脉粥样硬化的作用。

心脏

6. 心室心内膜

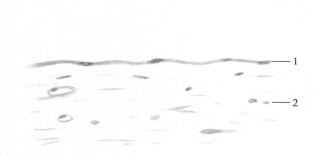

图 9-6A

心室的心内膜包括内皮、内皮下层和心内膜下层。内皮(1)表面光滑利于血液流动,内皮下层(2)为细密的结缔组织。

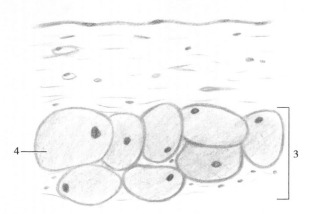

图 9-6B

心室心内膜下层(3)有心传导系的分支束细胞(4),其较心肌纤维短而粗、肌质丰富且肌原纤维少。

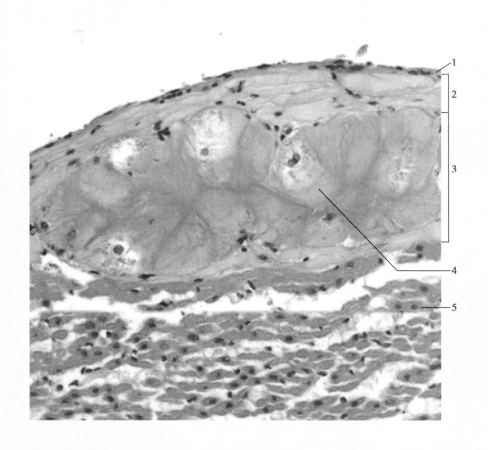

图 9-6 心室心内膜层

取材和染色方法:心脏,HE 染色

1. 内皮
2. 内皮下层
3. 心内膜下层
4. 束细胞
5. 心肌

心脏除受神经支配外,尚有由特殊心肌纤维组成的心传导系统,功能是产生并传导有节律的搏动至整个心脏,终致心房和心室按一定的节律次序进行收缩。束细胞也称浦肯野纤维,属于心传导系统。

（刘 渤）

第十章 免疫系统

知识导读：

1. 你听说过裸鼠吗？这种小鼠有什么用途？
2. 牙痛、咽炎时，颌下为什么会出现硬结和压痛？
3. 为什么脾切除的患者血液中衰老的红细胞会增多？

中枢淋巴器官

1. 胸腺小叶(模式图)

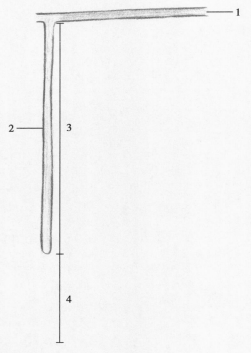

图 10-1A

胸腺表面包有结缔组织被膜(1)，被膜向实质内伸入，形成小叶间隔(2)。小叶间隔将胸腺分为许多胸腺小叶。小叶周边称为皮质(3)，中央称为髓质(4)。

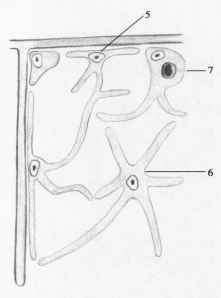

图 10-1B

皮质中有少量的上皮性网状细胞。该细胞体积较大，形状不规则，有突起，核较大，圆形或椭圆形，着色浅。包括被膜下上皮细胞(5)、星形上皮细胞(6)。部分被膜下上皮细胞胞质包裹胸腺细胞，称为胸腺哺育细胞(7)。

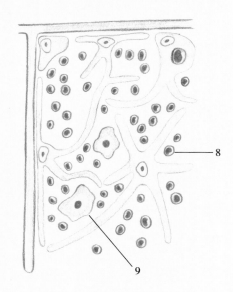

图 10-1C

皮质中胸腺细胞(8)较多,排列密集,胸腺细胞即胸腺内不同分化阶段的 T 细胞,体积小,核圆,染色深,胞质薄,嗜碱性。还有少量的巨噬细胞(9)。

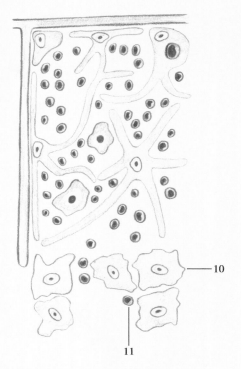

图 10-1D

与皮质相比,髓质中髓质上皮细胞(10)较多,胸腺细胞(11)较少。

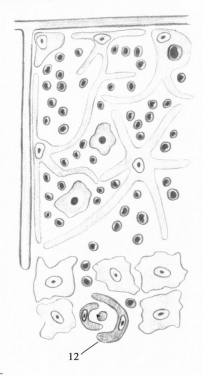

图 10-1E

此外,髓质内还有胸腺特征性结构——胸腺小体(12)。呈椭圆形,大小不等,由数层上皮性网状细胞呈同心圆形排列。周边细胞幼稚,核清晰,胞质嗜酸性,中央细胞已变性,核消失。

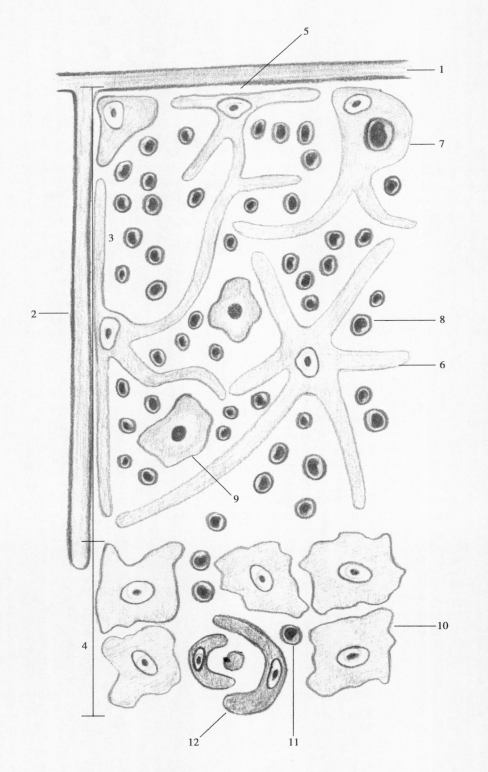

图 10-1 胸腺小叶(模式图)

1. 被膜
2. 小叶间隔
3. 皮质
4. 髓质
5. 被膜下上皮细胞
6. 星形上皮细胞
7. 胸腺哺育细胞
8. 皮质胸腺细胞
9. 巨噬细胞
10. 髓质上皮细胞
11. 髓质胸腺细胞
12. 胸腺小体

　　胸腺小叶是胸腺结构的基本单位,胸腺是中枢淋巴器官,是形成初始 T 细胞的场所。裸鼠是先天性胸腺缺陷的突变小鼠。因为没有胸腺,小鼠 T 细胞功能缺陷,目前这种动物已成为医学生物学研究领域中不可缺少的实验动物模型,主要用于肿瘤学、免疫学、药物筛选等实验方面的研究。

2. 血 - 胸腺屏障(模式图)

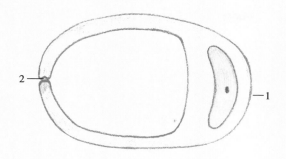

图 10-2A

血 - 胸腺屏障包括连续毛细血管内皮,内皮细胞(1)含核的部位较厚,细胞之间有紧密连接(2)。

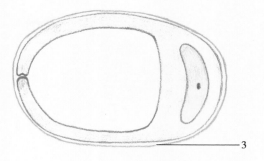

图 10-2B

内皮外为一层完整的基膜(3)。

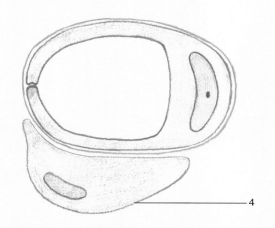

图 10-2C

基膜外为血管周隙,内有巨噬细胞(4)。

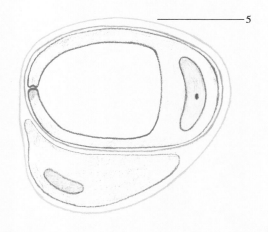

图 10-2D

巨噬细胞外有上皮性网状细胞的基膜(5)。

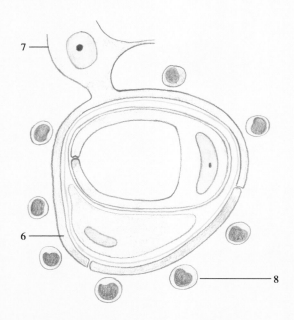

图 10-2E

基膜外为上皮性网状细胞的突起(6),
其由上皮性网状细胞的胞体(7)发出,
突起外有发育中的胸腺细胞(8)。

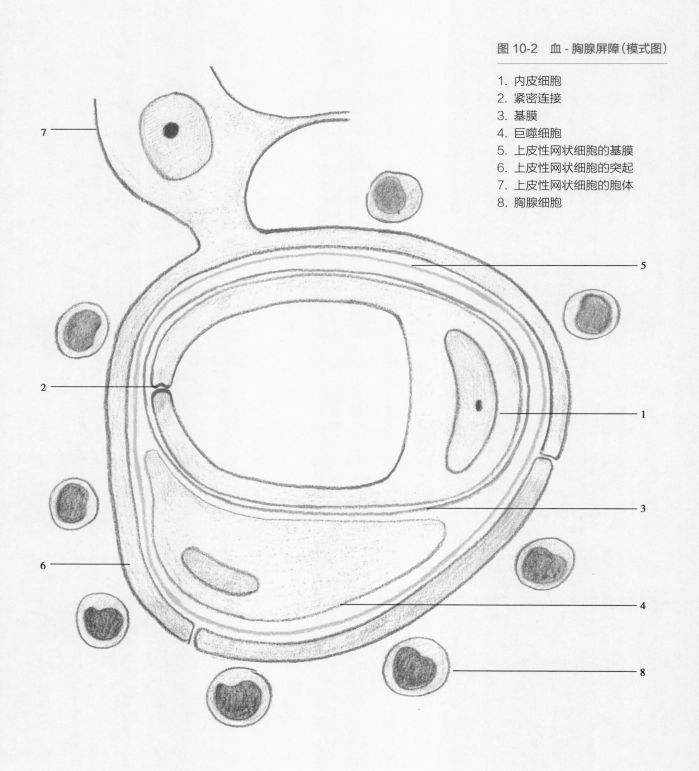

图 10-2　血 - 胸腺屏障(模式图)

1. 内皮细胞
2. 紧密连接
3. 基膜
4. 巨噬细胞
5. 上皮性网状细胞的基膜
6. 上皮性网状细胞的突起
7. 上皮性网状细胞的胞体
8. 胸腺细胞

　　血 - 胸腺屏障位于胸腺皮质中,能够阻挡血液内大分子及抗原物质进入胸腺实质,使胸腺细胞在相对稳定的内环境中发育。

周围淋巴器官

3. 淋巴结

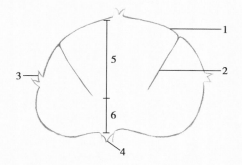

图 10-3A

淋巴结形似扁平豆形,表面有被膜(1)包裹,结缔组织向实质内伸入,形成许多小梁(2)。被膜内有数条输入淋巴管(3)穿入。一侧凹陷,为淋巴结门,有血管、1~2条输出淋巴管(4)、神经等出入。实质分为两部分,周围为皮质(5),中央为髓质(6),两者间无截然的界限。

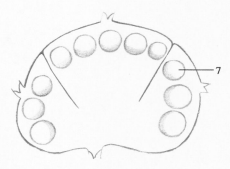

图 10-3B

靠近被膜下方称为浅层皮质,含成排的淋巴小结(7),为圆形或椭圆形,边界清楚,受抗原刺激,淋巴小结体积变大,中间着色浅,形成生发中心。

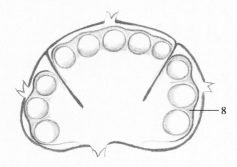

图 10-3C

淋巴小结之间称为小结间区(8),为少量的弥散淋巴组织,无固定的形态,与深层皮质相连。

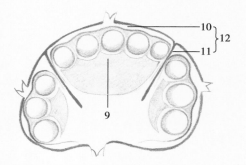

图 10-3D

浅层皮质的深面为副皮质区(9),为较大片的弥散淋巴组织。皮质中还有淋巴窦,分别位于被膜下方和小梁周围,称为被膜下窦(10)和小梁周窦(11),被膜下窦较宽,小梁周窦较窄,染色浅,两者组成皮质淋巴窦(12)。

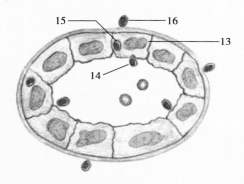

图 10-3E

副皮质区中还含有毛细血管后微静脉。其内皮细胞(13)为立方形,核圆,居中,常见正在穿越的淋巴细胞(14~16),是淋巴细胞再循环的重要途径。

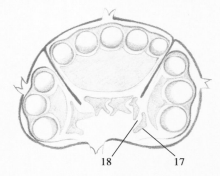

图 10-3F

髓质位于淋巴结中央,淋巴组织排列呈条索状,较宽,分支相互连接成网,形成髓索(17)。髓索之间为髓窦(18),结构与皮质淋巴窦相似,与皮质淋巴窦相互延续。

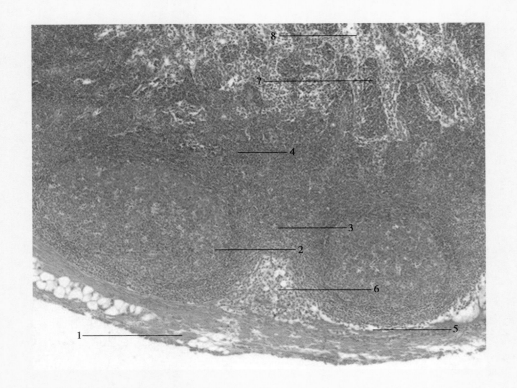

图 10-3 淋巴结

取材和染色方法: 淋巴结,
HE 染色
1. 被膜
2. 淋巴小结
3. 小结间区
4. 副皮质区
5. 被膜下窦
6. 小梁周窦
7. 髓索
8. 髓窦

　　淋巴结位于淋巴循环通路上,是滤过淋巴液和进行免疫应答的重要场所,是人体的第二道免疫防线。淋巴结分布广泛,颌下、腋窝、腹股沟等部位的浅表淋巴结常用于临床检查。牙痛、咽炎等局部感染时,颌下淋巴结内淋巴细胞大量增殖,体积增大,从而出现淋巴结肿大和压痛。

4. 脾

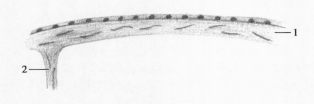

图 10-4A

脾的被膜(1)较厚,由致密结缔组织和平滑肌形成,表面有间皮覆盖。被膜向实质内伸入,形成小梁(2)。

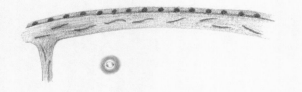

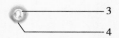

图 10-4B

脾实质内可见许多小动脉的不同断面,为中央动脉(3)。中央动脉周围有少量弥散淋巴组织包绕,称为动脉周围淋巴鞘(4)。

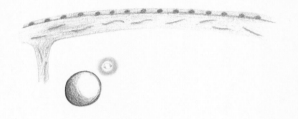

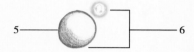

图 10-4C

动脉周围淋巴鞘的一侧,常有淋巴小结,又称脾小体(5),小结常出现生发中心。动脉周围淋巴鞘和脾小体合称为白髓(6),在脾实质内散在分布,此处淋巴细胞排列密集。

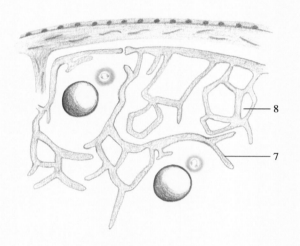

图 10-4D

在被膜下方、小梁周围和白髓之间为红髓,包括脾索(7)和脾窦(8)。脾索为索条状结构,相互连接成网,较细,为富含红细胞的淋巴组织。脾索之间的不规则较小的腔隙,为脾窦,即血窦,内含血液。

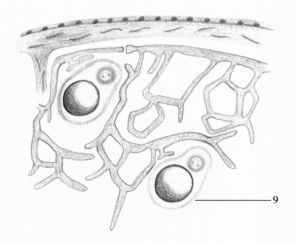

图 10-4E

在白髓和红髓交界处,此处的淋巴细胞比白髓稀疏,比红髓密集,为一浅灰色狭窄区域,称为边缘区(9)。

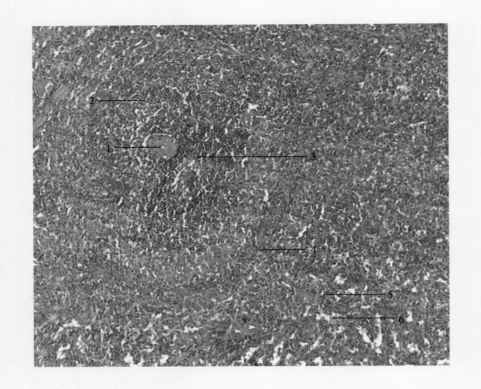

图 10-4　脾

取材和染色方法：脾，HE 染色
1. 中央动脉
2. 动脉周围淋巴鞘
3. 脾小体
4. 边缘区
5. 脾索
6. 脾窦

　　脾是血液循环通路上最大的免疫器官，具有滤血、造血、贮血和免疫应答功能，是人体的第三道免疫防线。血液在流经脾的时候，脾中的脾索和边缘区中的巨噬细胞能及时吞噬清除抗原和衰老死亡的红细胞、血小板等。当脾切除后，这些细胞不能被及时清除，因此血液中衰老死亡的红细胞的数量会明显增多。

（宋　阳）

第十一章　呼吸系统

知识导读:

1. 为什么狗的嗅觉比人类灵敏?
2. 吸烟对气管和肺有哪些影响?
3. 为什么肺气肿患者呼吸频率比正常人快?

鼻腔

1. 嗅黏膜上皮(模式图)

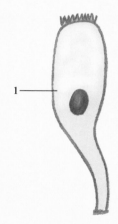

图 11-1A

嗅黏膜上皮主要由嗅细胞、支持细胞和基细胞构成。支持细胞(1)呈高柱状,顶部宽大,基部较细,游离面有许多微绒毛,相当于神经胶质细胞。

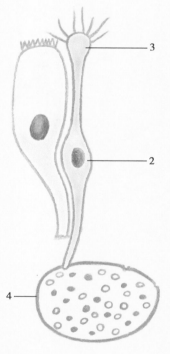

图 11-1B

嗅细胞(2)呈梭形,为双极神经元,其树突细长伸向上皮游离面,末端膨大成球状嗅泡(3)。从嗅泡发出多根较长的纤毛,称嗅毛。细胞基部轴突穿过基膜汇聚为多个嗅神经束(4)。

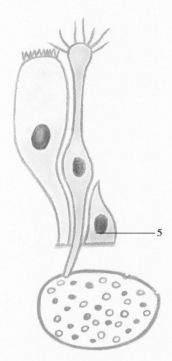

图 11-1C

基细胞(5)呈锥形,位于上皮深部。

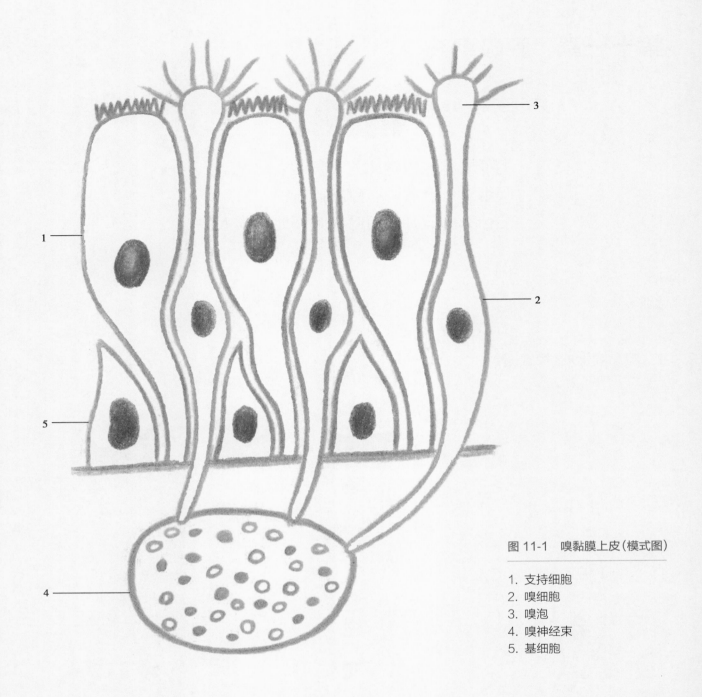

图 11-1 嗅黏膜上皮（模式图）

1. 支持细胞
2. 嗅细胞
3. 嗅泡
4. 嗅神经束
5. 基细胞

    嗅细胞为感觉神经元，其树突端的嗅毛伸入鼻黏膜表面黏液层负责感受气味，轴突端汇聚形成小的神经束，最终汇聚为传入神经——嗅神经。人的嗅黏膜面积约为狗的 1/50，所以人的嗅觉远不如狗的灵敏。

气管和支气管

2. 气管

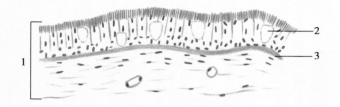

图 11-2A

气管管壁分三层：黏膜、黏膜下层和外膜。黏膜(1)层由上皮和固有层构成，上皮为假复层纤毛柱状上皮，有杯状细胞(2)，基膜(3)较厚。固有层为结缔组织。

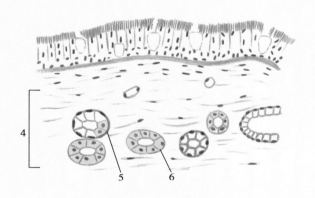

图 11-2B

气管黏膜下层(4)由疏松结缔组织构成，与固有层无明显界限，内有大量混合性的气管腺，可见混合性腺泡(5)和浆液性腺泡(6)。

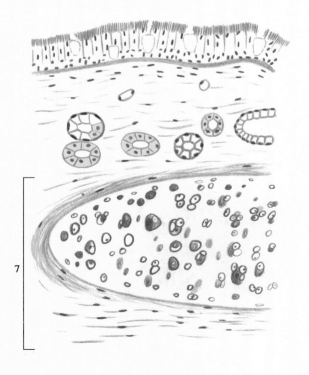

图 11-2C

气管外膜(7)较厚，除疏松结缔组织外，还含 C 形透明软骨环。

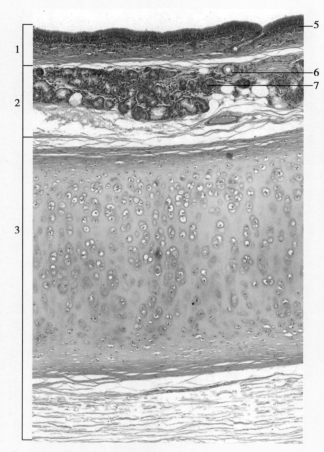
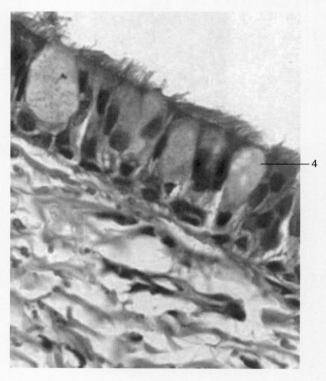

图 11-2　气管(左低倍,右高倍)

取材和染色方法:气管,HE 染色

1. 黏膜　　　　　　2. 黏膜下层　　　　　3. 外膜
4. 杯状细胞　　　　5. 基膜　　　　　　　6. 混合性腺泡
7. 浆液性腺泡

　　气管外膜含有 16~20 个 C 形透明软骨环,其缺口处为气管后壁,富含弹性纤维和平滑肌,咳嗽反射时平滑肌收缩,有助于清除痰液。

　　烟草中的尼古丁等物质可损伤气管上皮细胞,影响纤毛运动,降低气道的净化能力;还促使杯状细胞和气管腺增生,黏液分泌增多;刺激副交感神经使支气管平滑肌收缩,气道阻力增加。

肺

3. 肺泡超微结构(模式图)

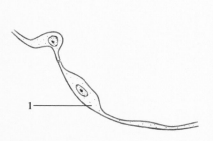

图 11-3A

I 型肺泡上皮细胞(1)扁平,含核部位稍厚,占据肺泡表面积的大部分。

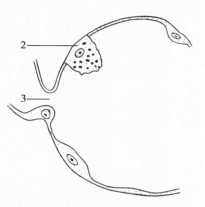

图 11-3B

Ⅱ 型肺泡上皮细胞(2)呈立方形或圆形,核上方胞质内有高电子密度的颗粒,颗粒内含板层小体。相邻肺泡有肺泡孔(3)相通。

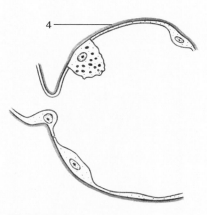

图 11-3C

肺泡上皮基底面被覆完整的基膜(4)。

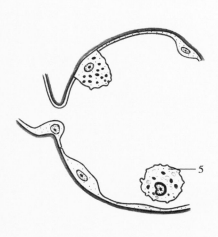

图 11-3D

肺泡内或肺泡隔内可见肺巨噬细胞(5),胞质内有丰富的溶酶体和吞噬泡。

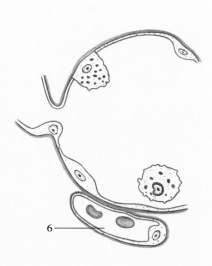

图 11-3E

肺泡隔内有密集的连续毛细血管(6)。肺泡内 O_2 与血液中 CO_2 进行交换需通过气 - 血屏障,包括连续毛细血管内皮和基膜、I 型肺泡上皮细胞和基膜、二者间少量结缔组织及 Ⅱ 型肺泡上皮细胞的分泌物。

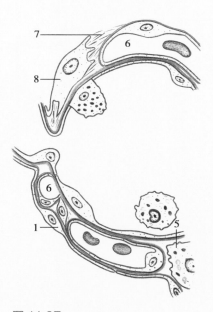

图 11-3F

肺泡隔内还含有丰富的弹性纤维(7)、肺巨噬细胞和成纤维细胞(8)等结构。此图包含了上述已介绍结构。

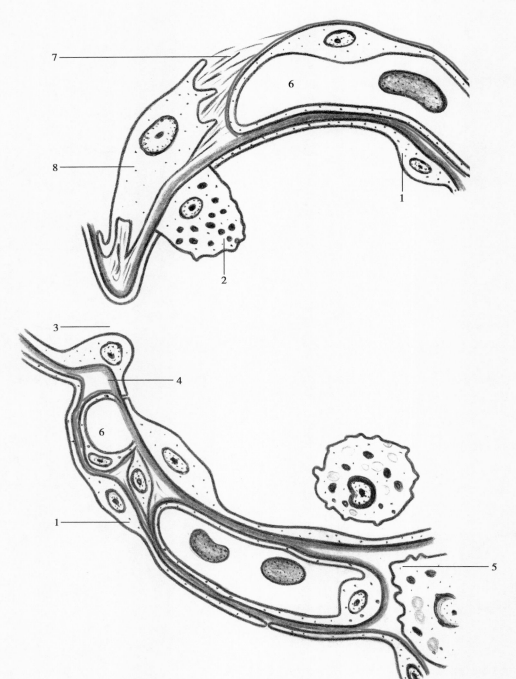

图 11-3 肺泡超微结构
（模式图）

1. Ⅰ型肺泡上皮细胞
2. Ⅱ型肺泡上皮细胞
3. 肺泡孔
4. 基膜
5. 肺巨噬细胞
6. 连续毛细血管
7. 弹性纤维
8. 成纤维细胞

肺泡是支气管树的终末部分，是肺进行气体交换的部位，由Ⅰ型肺泡细胞和Ⅱ型肺泡细胞组成。Ⅰ型肺泡细胞参与形成气-血屏障。Ⅱ型肺泡细胞产生表面活性物质，降低肺泡表面张力，稳定肺泡的大小，并可增殖分化形成新的Ⅰ型肺泡细胞。

肺泡隔的结缔组织内有大量的连续毛细血管、肺巨噬细胞和丰富的弹性纤维。长期寒冷刺激和吸烟等因素，可致肺弹性纤维老化，弹性下降，肺泡扩大和回缩的幅度变小，导致肺泡内不能与外界进行交换的气体即残余气量增加，即肺气肿的主要病变。此时的个体只有增加单位时间内的呼吸次数才能达到有效的换气量，所以肺气肿患者呼吸频率加快。

（刘 渤）

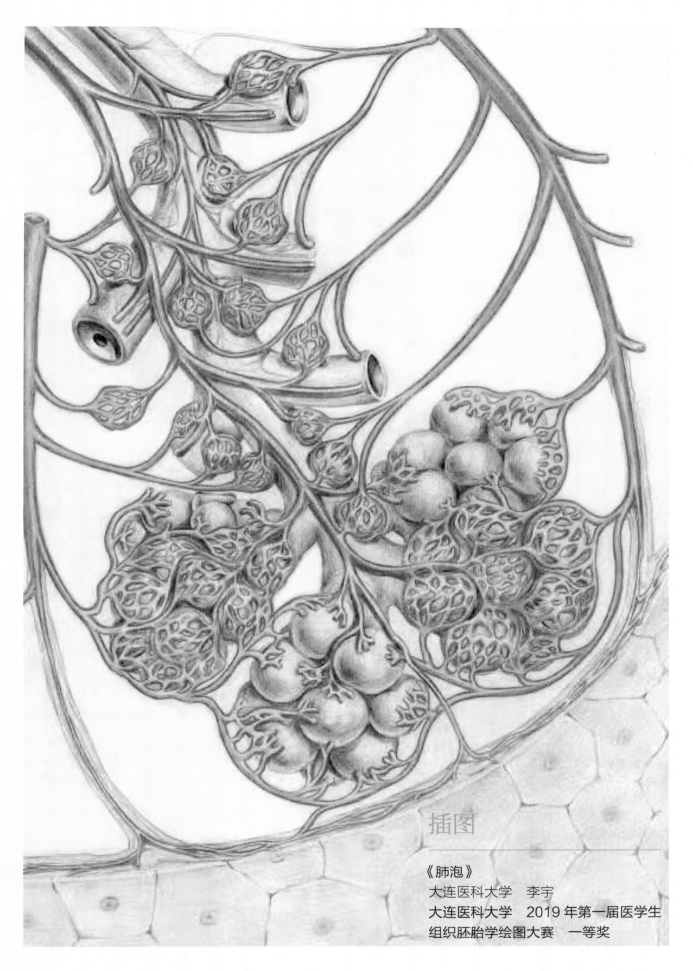

插图

《肺泡》
大连医科大学　李宇
大连医科大学　2019 年第一届医学生
组织胚胎学绘图大赛　一等奖

第十二章 消 化 管

知识导读:

1. 我们用什么感受"酸甜苦咸"?
2. 为什么有的牙齿对冷热酸甜格外敏感?
3. 食管的上皮与其他消化管有什么不同?
4. 正常胃酸为什么不会腐蚀胃黏膜?
5. 为什么小肠的吸收功能最强?

口腔

1. 味蕾(模式图)

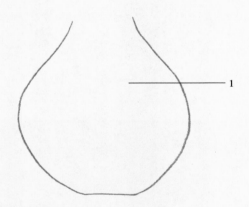

图 12-1A

味蕾(1)是味觉感受器,为卵圆形小体。

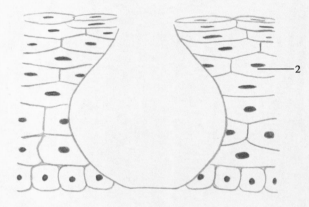

图 12-1B

位于舌的轮状乳头、菌状乳头、软腭、会厌和咽部的黏膜上皮(2)内。

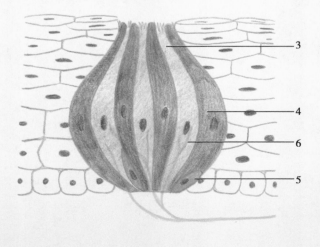

图 12-1C

味蕾由味细胞(3)、支持细胞(4)和基细胞(5)三种细胞组成。味细胞呈梭形,居味蕾中央,染色浅,细胞基部与味觉神经末梢(6)形成突触。支持细胞位于味蕾周边部,染色较深。基细胞数目少,呈锥体形,位于味蕾基底部。

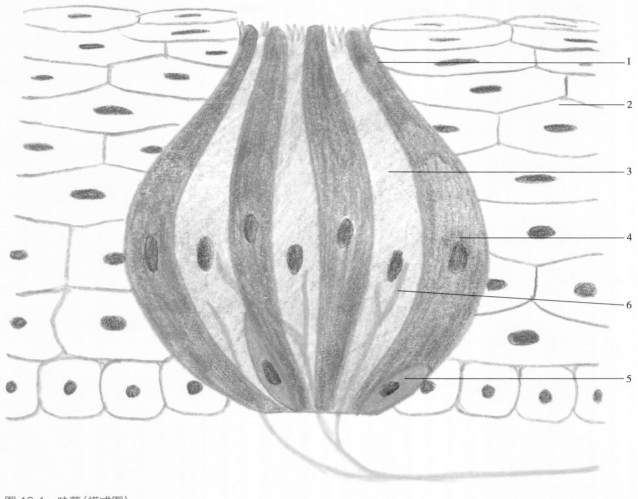

图 12-1　味蕾（模式图）

1. 味蕾　　　　2. 黏膜上皮　　　3. 味细胞（明细胞）　　4. 支持细胞（暗细胞）
5. 基细胞　　　6. 味觉神经末梢

　　味蕾具有感受酸甜苦咸等味觉的功能，成人约 3 000 个，青年时期最多，老年时期减少，味阈值随年龄的增长而逐渐增高，味觉敏感度下降。味觉神经损伤或缺失后，味蕾失去神经传导，会对味觉产生影响。

2. 牙(模式图)

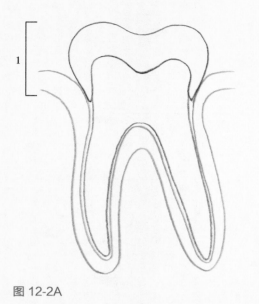

图 12-2A

牙分为三部分,外露的部分为牙冠(1)。

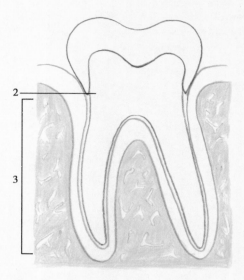

图 12-2B

中间部分为牙颈(2),埋在牙槽骨内的部分为牙根(3)。

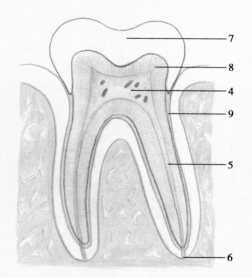

图 12-2C

牙的中央是牙髓腔,腔内充满牙髓(4),含结缔组织、血管和神经,通过牙根管(5)开口于底部的牙根孔(6)。牙由牙釉质(7)、牙本质(8)和牙骨质(9)构成。

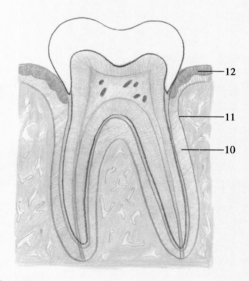

图 12-2D

牙根周围的牙周膜(10)、牙槽骨骨膜(11)和牙龈(12)统称为牙周组织。

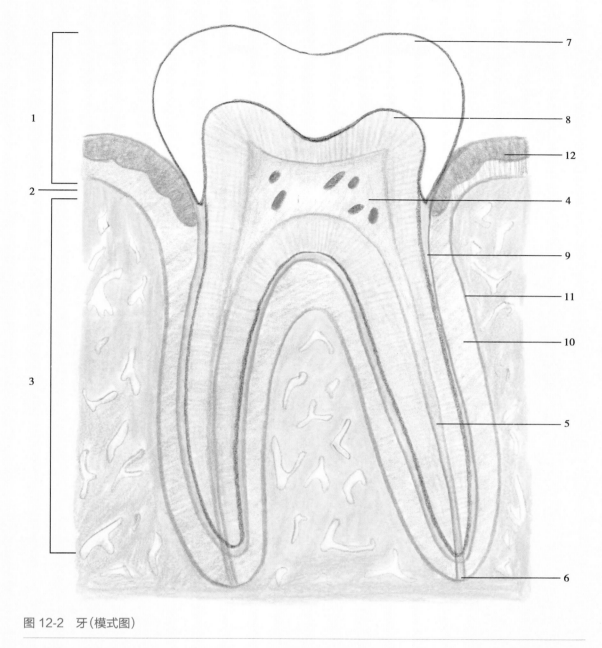

图 12-2　牙(模式图)

1. 牙冠　　　2. 牙颈　　　3. 牙根　　　4. 牙髓　　　5. 牙根管　　　6. 牙根孔
7. 牙釉质　　8. 牙本质　　9. 牙骨质　　10. 牙周膜　　11. 牙槽骨骨膜　　12. 牙龈

　　牙釉质为身体最坚硬的组织,含有 96% 的无机物,牙釉质遭到损伤后,牙本质内的神经末梢对冷、热和酸等刺激敏感。牙周组织起到固定和支持牙的作用,其中牙周膜的胶原蛋白经常更新,需要供给充足的蛋白质和维生素 C,老年人的牙周膜常萎缩,引起牙齿松动与脱落。

食管

3. 食管黏膜及黏膜下层

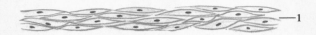

图 12-3A

食管黏膜由上皮、固有层和黏膜肌层构成。上皮为非角化复层扁平上皮,其浅层(1)为 2~3 层细胞,细胞扁平,细胞核扁平,与细胞长轴平行排列。

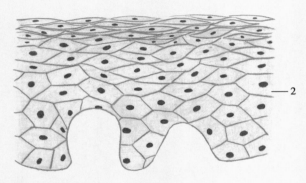

图 12-3B

浅层下方为中间层(2),由数层多边形细胞组成,细胞核呈圆形或椭圆形,染色深,位于细胞中央。

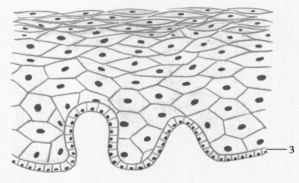

图 12-3C

基底层(3)为一层立方形或矮柱状细胞,细胞排列紧密,细胞核为圆形,位于细胞中央,染色深。基底层与深部的结缔组织连接处凹凸不平。

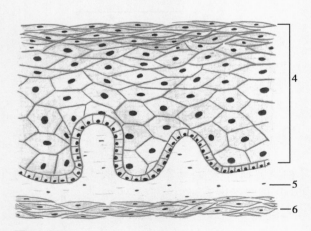

图 12-3D

非角化复层扁平上皮(4)下方为细密结缔组织构成的固有层(5),有散在分布的一些细胞,可见细胞核。其下方为黏膜肌层(6),由薄层平滑肌构成。

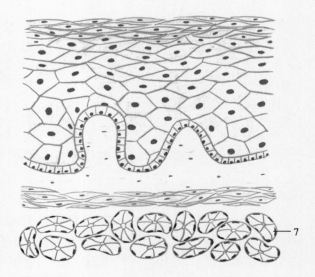

图 12-3E

黏膜下方为黏膜下层,由疏松结缔组织构成,含有黏液性的食管腺(7)。

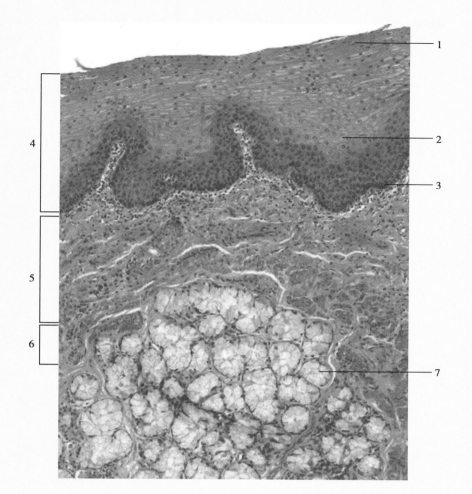

图 12-3　食管黏膜及黏膜下层

取材和染色方法：食管，HE 染色
1. 浅层
2. 中间层
3. 基底层
4. 非角化复层扁平上皮
5. 固有层
6. 黏膜肌层
7. 食管腺

　　食管是运送食物从口腔到胃的通道，腔面有纵行皱襞，由黏膜与黏膜下层突向管腔形成，食物通过时皱襞消失。

胃

4. 胃黏膜

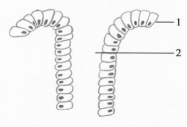

图 12-4A

胃黏膜腔面衬以单层柱状上皮（1），称为表面黏液细胞，细胞质顶部染色呈透明状，细胞核位于基底部。单层柱状上皮向固有层内凹陷形成胃小凹（2）。

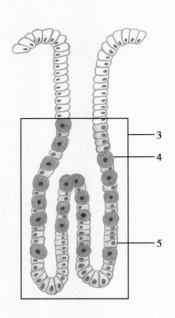

图 12-4B

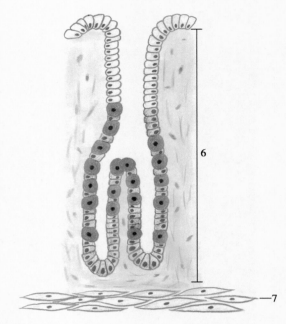

图 12-4C

在胃底和胃体部,胃小凹的底部有胃底腺(3)的开口。胃底腺为单管或分支管状腺,分颈部、体部和底部,由主细胞、壁细胞、颈黏液细胞、内分泌细胞和干细胞组成,在 HE 染色切片上,前两种较易分辨。壁细胞(4)在腺体的颈部和体部较多,细胞大,圆形或锥体形,细胞质呈强嗜酸性,染成红色。主细胞(5)在腺体的底部和体部较多,细胞呈柱状,核圆形,位于基底部,基底部细胞质呈嗜碱性。

单层柱状上皮下方为固有层(6)。固有层下方为平滑肌组成的黏膜肌层(7)。上皮、固有层和黏膜肌层构成胃黏膜。

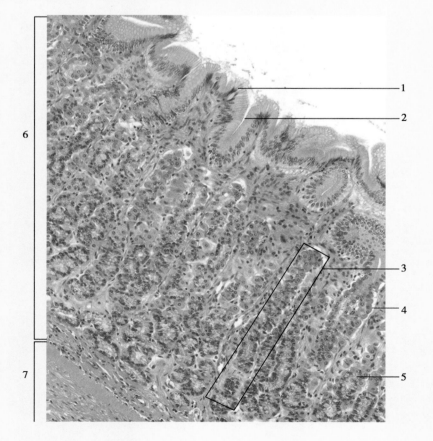

图 12-4 胃黏膜

取材和染色方法: 胃,HE 染色
1. 单层柱状上皮
2. 胃小凹
3. 胃底腺
4. 壁细胞
5. 主细胞
6. 固有层
7. 黏膜肌层

胃的表面黏液细胞的分泌物在上皮表面形成一层不溶性黏液,其中含有大量碳酸氢根离子(HCO$_3^-$),形成黏液 - 碳酸氢盐屏障。黏液除了可以润滑胃黏膜,减少食物对上皮的机械磨损外,还防止胃酸侵蚀胃黏膜,对胃黏膜有重要的保护作用。各种原因破坏黏液 - 碳酸氢盐屏障并损伤胃黏膜,可导致胃溃疡。

5. 壁细胞超微结构(模式图)

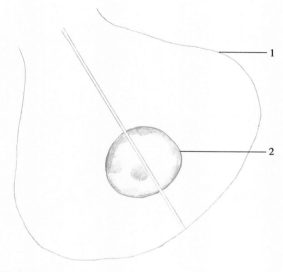

图 12-5A

壁细胞,又称为泌酸细胞,在胃底腺的体部与颈部居多。细胞体积大,呈圆形或锥体形,外边界为细胞膜(1)。细胞核(2)为圆形,位于中央。为方便理解,将细胞画为静止期(左侧)和分泌期(右侧)两部分。

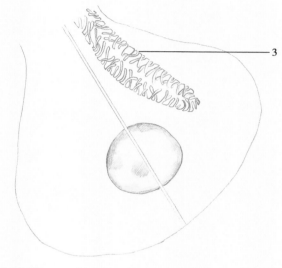

图 12-5B

细胞游离面的胞膜向胞质内凹陷,形成迂曲分支的小管,称为细胞内分泌小管(分泌期)(3)。有许多微绒毛伸入小管腔内。

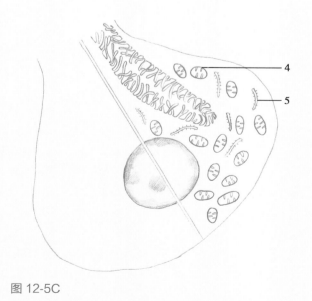

图 12-5C

细胞质内可见大量线粒体(4)和散在的粗面内质网(5)。

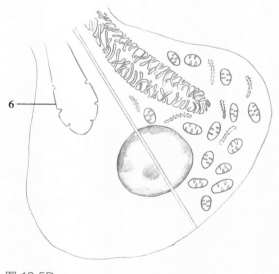

图 12-5D

当分泌功能不活跃时,细胞顶部可见表面光滑的细胞内分泌小管(静止期)(6)。

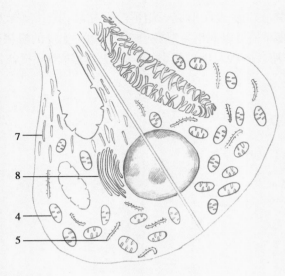

图 12-5E

当分泌功能不活跃时,细胞内还可见丰富的小管及小泡,称为微管泡系统(7)。当分泌旺盛时,细胞内分泌小管的微绒毛增多,微管泡减少;在分泌静止时,细胞内分泌小管的微绒毛减少,微管泡增多,说明两者可以互相转化。细胞内还散在分布高尔基复合体(8)、粗面内质网等。

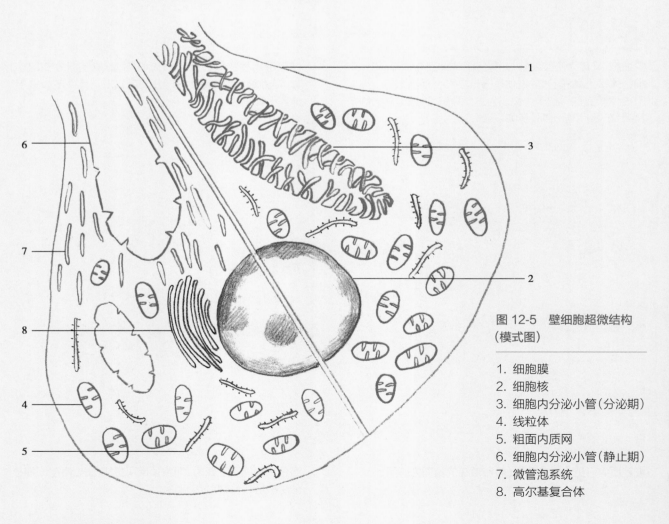

图 12-5 壁细胞超微结构
(模式图)

1. 细胞膜
2. 细胞核
3. 细胞内分泌小管(分泌期)
4. 线粒体
5. 粗面内质网
6. 细胞内分泌小管(静止期)
7. 微管泡系统
8. 高尔基复合体

壁细胞的主要功能是分泌盐酸和内因子。盐酸具有激活胃蛋白酶原和杀菌等作用,内因子能与食物中的维生素 B_{12} 结合,促进其吸收入血。

6. 主细胞超微结构(模式图)

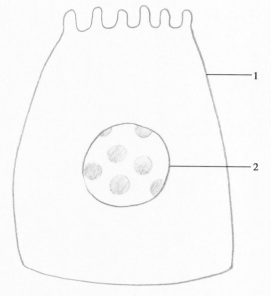

图 12-6A

主细胞,又称胃酶细胞,在胃底腺的体部与底部居多。细胞呈柱状,外边界为细胞膜(1),细胞核(2)为圆形,偏于细胞基部。

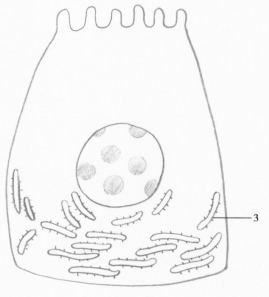

图 12-6B

细胞具有典型的蛋白质分泌细胞的特点,细胞基部有丰富的粗面内质网(3)。

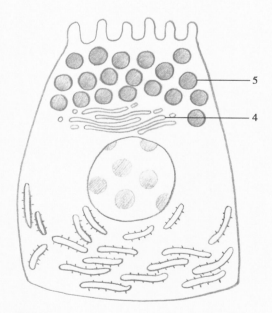

图 12-6C

细胞核上方有高尔基复合体(4),细胞质顶部有粗大圆形的酶原颗粒(5),酶原颗粒靠近细胞膜,进而融合,释放出胃蛋白酶原。

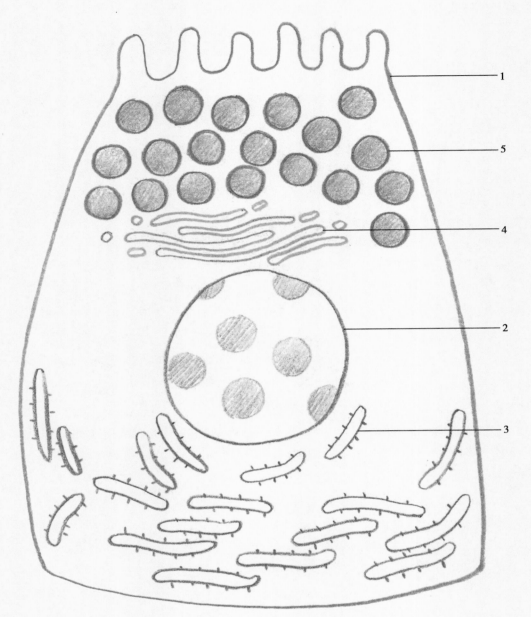

图 12-6 主细胞超微
结构（模式图）

1. 细胞膜
2. 细胞核
3. 粗面内质网
4. 高尔基复合体
5. 酶原颗粒

　　主细胞的主要功能是分泌胃蛋白酶原,后者在盐酸的作用下,转变为胃蛋白酶。此外,婴幼儿的主细胞还能分泌凝乳酶。

小肠

7. 空肠黏膜

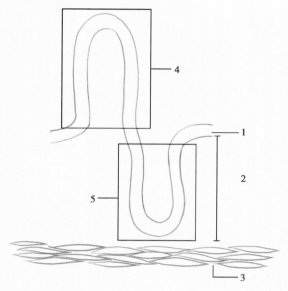

图 12-7A

小肠黏膜由上皮(1)、固有层(2)和黏膜肌层(3)组成,肠腔表面形成许多细小的指状突起,称为肠绒毛(4),由上皮和固有层共同向肠腔突出而形成。肠绒毛根部的上皮向固有层内凹陷形成小肠腺(5)。

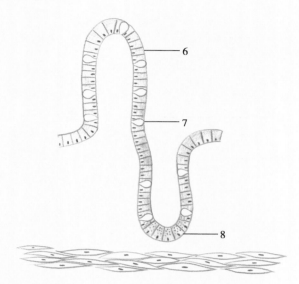

图 12-7B

小肠上皮为单层柱状上皮,大部分上皮细胞是吸收细胞(6),呈高柱状,核为椭圆形,位于细胞基部。少数为杯状细胞(7),散在分布于吸收细胞之间,呈高脚杯状,细胞顶部膨大,基部细窄,顶部胞质呈空泡样,核被挤于细胞基部。小肠腺亦包含吸收细胞和杯状细胞,此外,小肠腺底部还可见潘氏细胞(8),三五成群,细胞呈锥体形,核圆,位于细胞基部,顶部胞质富含粗大的嗜酸性颗粒。

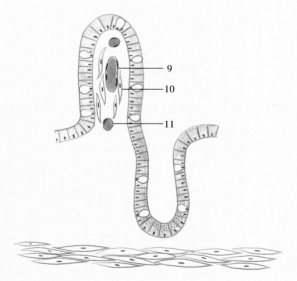

图 12-7C

肠绒毛中轴是固有层结缔组织,可见中央乳糜管(9),其管壁为单层扁平上皮,常纵行于绒毛中央;还可见少量沿绒毛中轴纵行排列的平滑肌细胞(10)和毛细血管(11)。

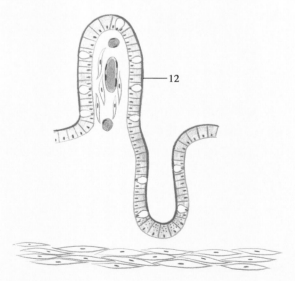

图 12-7D

肠绒毛表面上皮游离面可见有染色深而发亮的纹状缘(12),是由吸收细胞游离面排列紧密而规则的微绒毛形成的。

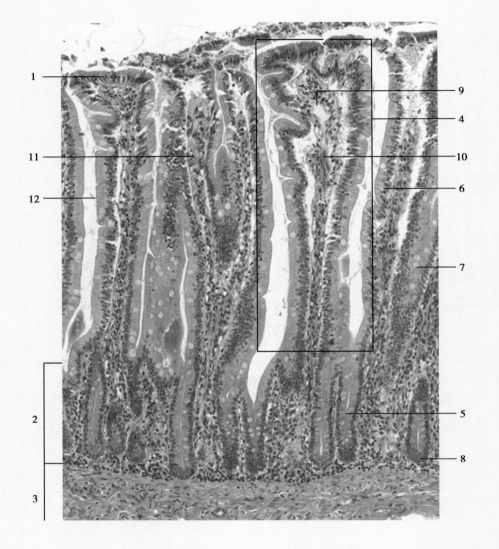

图 12-7 空肠黏膜

取材和染色方法: 空肠，
HE 染色
1. 单层柱状上皮
2. 固有层
3. 黏膜肌层
4. 肠绒毛
5. 小肠腺
6. 吸收细胞
7. 杯状细胞
8. 潘氏细胞
9. 中央乳糜管
10. 平滑肌细胞
11. 毛细血管
12. 纹状缘

　　小肠是消化管中最长的一段，分为十二指肠、空肠和回肠，是进行消化和吸收的主要部位。小肠腔面有许多环形皱襞，使肠腔表面积扩大约 3 倍。黏膜表面还有许多细小的肠绒毛，进一步扩大肠腔面积约 10 倍，加之每个吸收细胞游离面有 2 000~3 000 根微绒毛，可使小肠腔表面积扩大 400~600 倍。

8. 十二指肠黏膜及黏膜下层

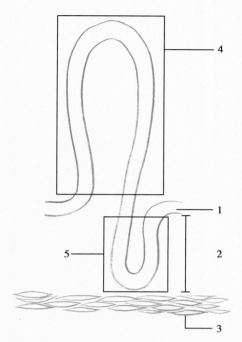

图 12-8A

十二指肠黏膜由上皮(1)、固有层(2)和黏膜肌层(3)组成,上皮和固有层向肠腔突出形成叶状肠绒毛(4),肠绒毛根部的上皮向固有层内凹陷形成小肠腺(5)。

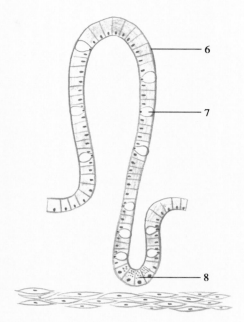

图 12-8B

上皮为单层柱状上皮,主要由吸收细胞(6)和杯状细胞(7)构成。小肠腺基底部可见潘氏细胞(8)。

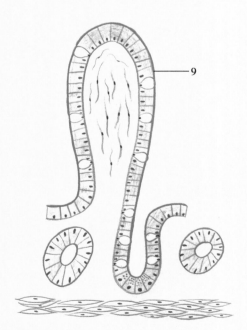

图 12-8C

上皮游离面可见有染色深而发亮的纹状缘(9)。

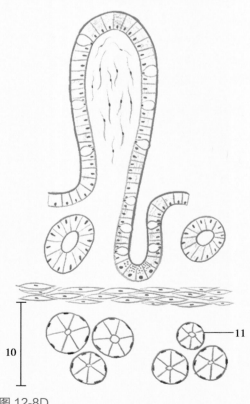

图 12-8D

十二指肠的黏膜下层(10)中可见密集排列的黏液性十二指肠腺(11)。

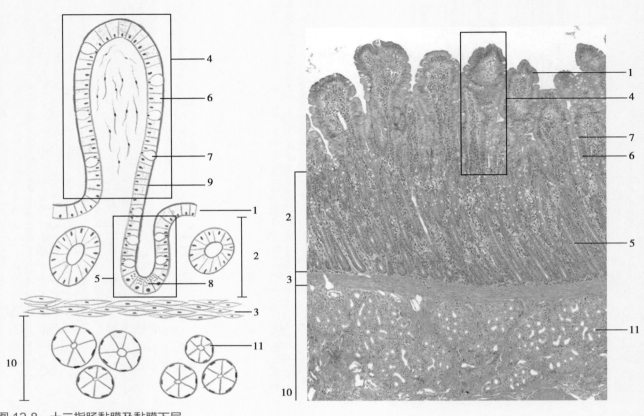

图 12-8　十二指肠黏膜及黏膜下层

取材和染色方法：十二指肠，HE 染色

1. 单层柱状上皮　　2. 固有层　　　3. 黏膜肌层　　　4. 肠绒毛
5. 小肠腺　　　　　6. 吸收细胞　　7. 杯状细胞　　　8. 潘氏细胞
9. 纹状缘　　　　　10. 黏膜下层　　11. 十二指肠腺

　　与空肠和回肠相比，十二指肠的绒毛呈宽大叶状，黏膜下层含十二指肠腺，为复管泡状黏液腺，开口于小肠腺底部，分泌碱性黏液，可保护十二指肠黏膜免受胃酸和胰液的侵蚀。

大肠

9. 结肠黏膜

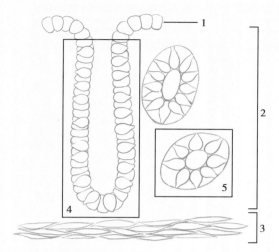

图 12-9A

结肠黏膜无肠绒毛形成，表面比较整齐，由上皮(1)、固有层(2)和黏膜肌层(3)组成，固有层中充满大量肠腺，可见被纵切的肠腺(4)和被横切的肠腺(5)。

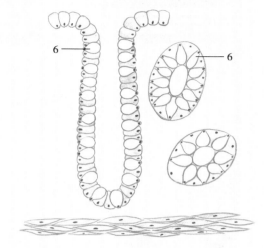

图 12-9B

结肠上皮及肠腺均为单层柱状上皮，与小肠不同之处在于其间的杯状细胞(6)数量较多。

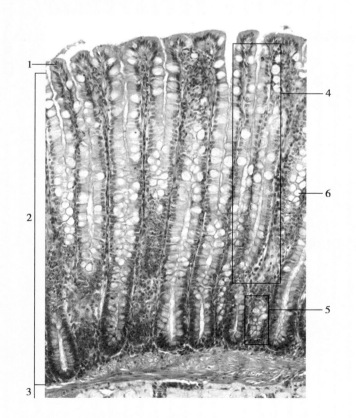

图 12-9 结肠黏膜

取材和染色方法：结肠，HE 染色
1. 单层柱状上皮
2. 固有层
3. 黏膜肌层
4. 肠腺(纵切)
5. 肠腺(横切)
6. 杯状细胞

大肠由盲肠、阑尾、结肠和直肠组成，主要功能为吸收水分和电解质，形成粪便。

（丁艳芳）

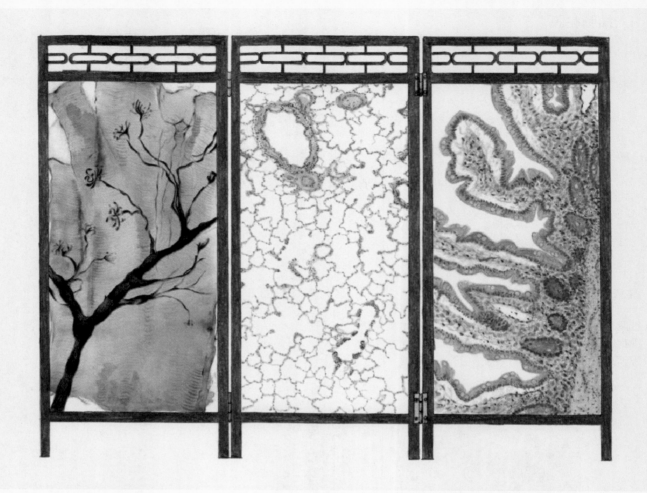

插图

《组织学艺术屏风》

南通大学　麻鑫钰

中国解剖学会　2020 年第三届全国医学生解剖绘图大赛　一等奖

第十三章　消　化　腺

知识导读：

1. 急性胰腺炎为什么会引起剧烈腹痛？
2. 病毒性肝炎或胆管结石为什么会出现黄疸？

胰腺

1. 胰腺外分泌部

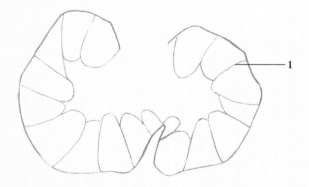

图 13-1A

胰腺外分泌部主要包括胰腺泡和各级导管。胰腺泡为浆液性腺泡。由一层浆液性细胞组成，细胞呈锥体形，外边界为细胞膜(1)。

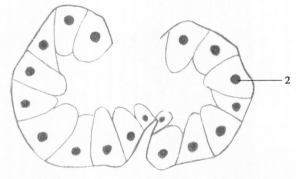

图 13-1B

细胞核(2)呈圆形，位于细胞基部。

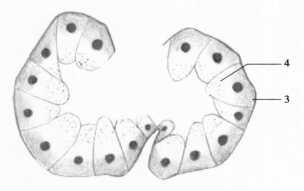

图 13-1C

细胞基部胞质(3)嗜碱性，顶部胞质中含有细小的嗜酸性酶原颗粒(4)。

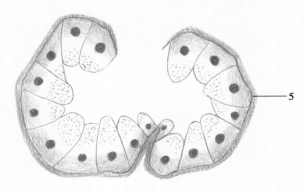

图 13-1D

腺泡外有一层基膜(5)。

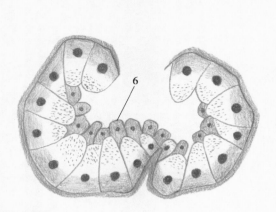

图 13-1E

腺泡腔内可见扁平或立方形细胞,为泡心细胞(6),细胞小,核圆,胞质染色浅。

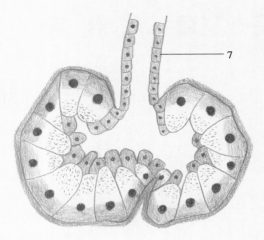

图 13-1F

腺泡与导管上皮相连,导管的起始部称为闰管(7),泡心细胞是由闰管上皮伸入腺泡腔形成的。闰管腔小,为单层扁平或立方上皮。

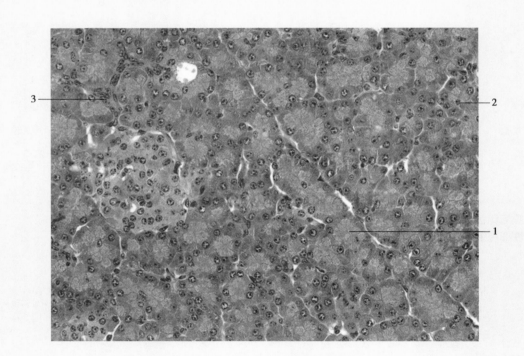

图 13-1 胰腺外分泌部

取材和染色方法:胰腺,
HE 染色
1. 胰腺泡
2. 泡心细胞
3. 闰管

　　胰腺泡分泌胰液,胰液是重要的消化液,内含多种消化酶,如胰淀粉酶、胰脂肪酶、胆固醇酯酶、DNA酶、RNA 酶等。胰液中的胰蛋白酶以酶原形式存在,进入小肠后被激活而具有活性。在某些病理情况下,胰蛋白酶原在胰腺内被激活,迅速引起胰腺组织自身消化、水肿、出血甚至坏死等炎症反应,即急性胰腺炎,引起急性上腹剧痛、恶心、呕吐等症状。

肝

2. 肝小叶和门管区

图 13-2A

切片中有许多小腔,多为中央静脉(1),呈圆形或不规则管腔,管壁由内皮和少量结缔组织构成。

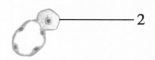

图 13-2B

中央静脉周围有肝细胞(2)。肝细胞呈多边形,体积大。核圆,居中,胞质嗜酸性,部分细胞有双核。

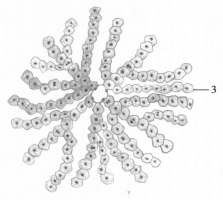

图 13-2C

肝细胞呈单行排列形成肝板,在切片中呈索状,又称为肝索(3),相邻肝索相互吻合。

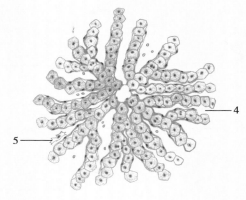

图 13-2D

肝索之间,为肝血窦(4)。窦壁由扁平的内皮细胞组成,腔大,不规则。肝血窦相互通连成网,与中央静脉相连。除血细胞外,腔内还可见肝巨噬细胞(5),细胞形态不规则,体积较大,胞质嗜酸性。

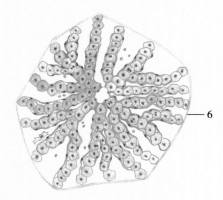

图 13-2E

以中央静脉为中心,肝细胞组成的肝索和肝索间的肝血窦,呈放射状排列,形成肝小叶(6)。人肝小叶间结缔组织少,分界不清。

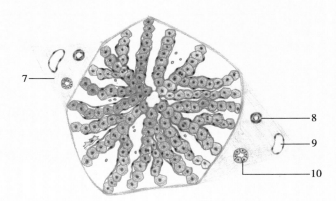

图 13-2F

相邻肝小叶之间的呈三角形或椭圆形的结缔组织小区,称为门管区(7),内含三种管道。管腔小而规则,壁厚,内皮外有几层环形平滑肌,为小叶间动脉(8);管腔大而不规则,壁薄,内皮外仅有少量散在平滑肌,为小叶间静脉(9);管腔规则,管壁为单层立方上皮,为小叶间胆管(10)。

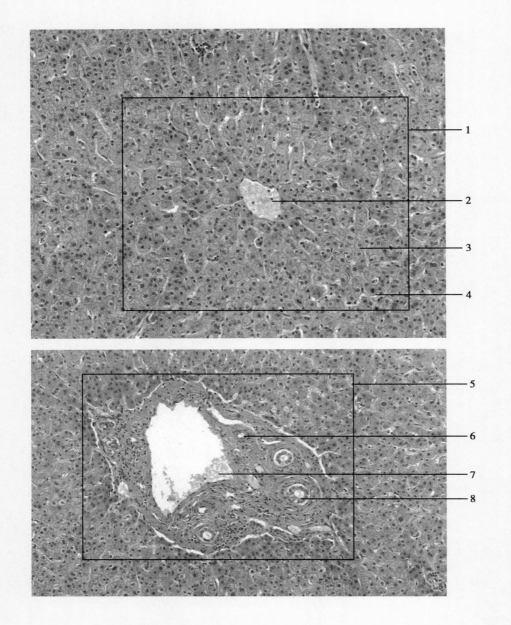

图 13-2 肝小叶和门管区

取材和染色方法: 肝脏, HE 染色
1. 肝小叶
2. 中央静脉
3. 肝索
4. 肝血窦
5. 门管区
6. 小叶间动脉
7. 小叶间静脉
8. 小叶间胆管

　　肝细胞分泌胆汁,经胆小管由肝小叶中央流向周边,出肝小叶后汇入小叶间胆管,继而向肝门方向汇集,形成左、右肝管出肝。肝细胞病变(如病毒性肝炎)或胆道阻塞(如胆管结石)可引起胆小管内压力升高,破坏胆小管正常结构,胆汁溢出进入肝血窦形成黄疸。

(丁艳芳)

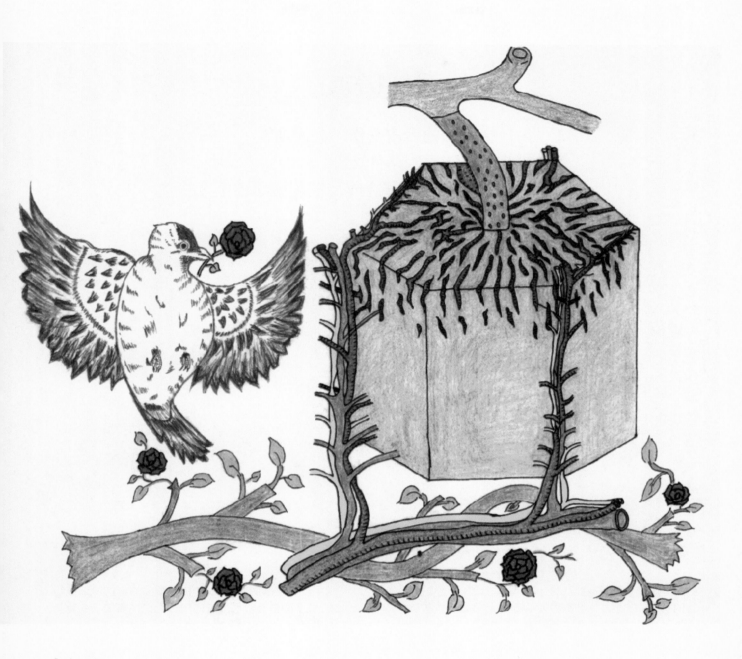

插图

《肝小叶模式图》
大连医科大学　艾柯代·阿布都热依木
大连医科大学　2019 年第一届全国医学生解剖绘图大赛　一等奖

第十四章 皮 肤

知识导读：

1. 为什么皮肤的表皮受伤不会流血？
2. 粉刺出现的原因是什么？
3. 为什么人在受到寒冷或恐惧刺激时会毛发直立,起鸡皮疙瘩？
4. 为什么有些人会有腋臭？

表皮

1. 厚皮肤的表皮

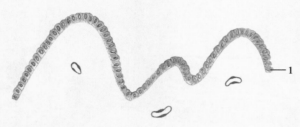

图 14-1A

以厚表皮为例,基底层(1): 位于基膜上,由一层矮柱状的基底细胞组成。细胞界限不清,细胞质嗜碱性较强,核呈圆形或椭圆形,具有活跃的分裂增殖能力。

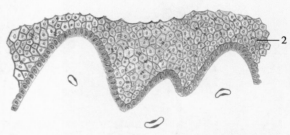

图 14-1B

棘层(2): 在基底层的浅面,由数层多边形的棘细胞组成,核呈圆形。棘层细胞的周边可见许多细小的棘状突起。

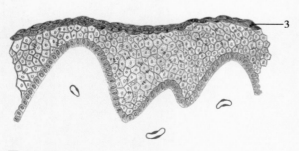

图 14-1C

颗粒层(3): 由 3~5 层梭形细胞组成,胞质内含有强嗜碱性的透明角质颗粒,核呈椭圆形或梭形,染色浅。

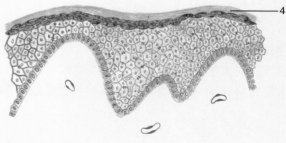

图 14-1D

透明层(4): 较薄,细胞界限不清,为透明均质状,呈强嗜酸性,细胞核消失。

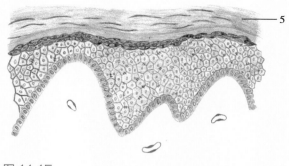

图 14-1E

角质层(5): 较厚,细胞界限不清,细胞均质状,呈嗜酸性,为干硬的死细胞。

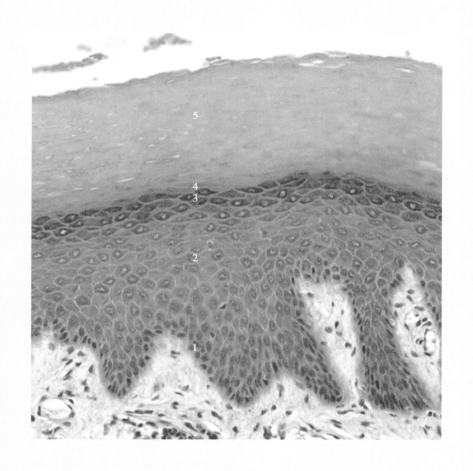

图 14-1 厚皮肤的表皮

取材和染色方法: 人皮肤,HE 染色
1. 基底层
2. 棘层
3. 颗粒层
4. 透明层
5. 角质层

皮肤由表皮和真皮组成,染色较深的部分为表皮,其下方染色较浅的部分为真皮。表皮为角化的复层扁平上皮,较厚,基底部凹凸不平,与真皮分界清楚。表皮不含有血管,所以如果只是划伤表皮是无血液流出的,但是如果深及真皮则会出现流血的情况。人体各部位的表皮厚薄不等,厚表皮由基底到表面可分为五层结构。薄表皮棘层、颗粒层及角质层的细胞层数均少,无透明层。另外,在基底层和棘层中,还散在分布一些非角质形成细胞,起到保护和免疫应答作用。

真皮

2. 真皮及皮肤的附属器

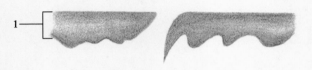

图 14-2A

表皮(1)为角化的复层扁平上皮。见图 14-1 表皮。

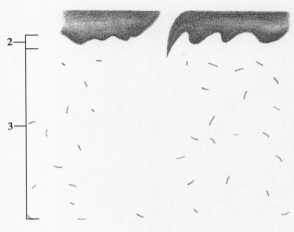

图 14-2B

真皮位于表皮下面,分为乳头层(2)和网织层(3),两者无明显界限。可见皮肤附属器,皮肤附属器包括毛、皮脂腺、竖毛肌和汗腺等。

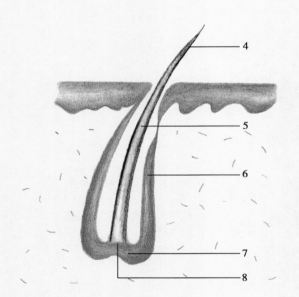

图 14-2C

毛包括以下结构:
毛干(4):伸出皮肤表面的部分。
毛根(5):埋在皮肤内的部分。
毛囊(6):包裹在毛根的外方,分两层:内层由多层上皮细胞构成,为上皮性根鞘,向上与表皮深层相连续,向下与毛根相融合;外层由结缔组织构成,为结缔组织性根鞘。
毛球(7):毛根与毛囊末端融合并膨大成球状。
毛乳头(8):毛球底面内陷,有结缔组织突入,为毛乳头,内含血管和神经。

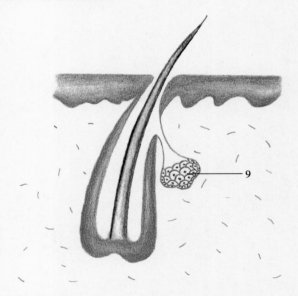

图 14-2D

皮脂腺(9):多位于毛囊与表皮呈钝角的一侧,分泌部呈泡状,周边的基细胞小,越向中心细胞越大,细胞呈多边形,细胞质染色越浅,含有的空泡愈多。导管短,由复层上皮构成,开口于毛囊。

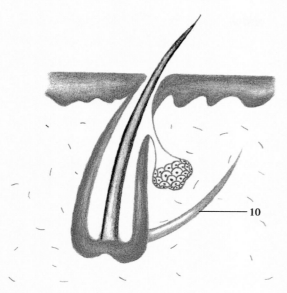

图 14-2E

竖毛肌(10): 在皮质腺的下方、毛囊与表皮成钝角的一侧,可见一斜行的平滑肌束,即竖毛肌,一端与真皮浅层相连,另一端与毛囊的结缔组织性根鞘相连。

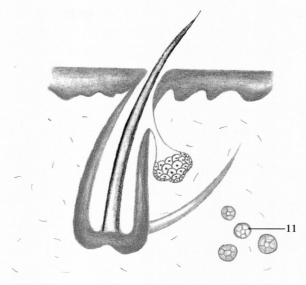

图 14-2F

汗腺(11): 分泌部多成群存在,腺腔小,由单层矮柱状细胞围成,细胞染色较浅,核较圆,位于细胞基部。

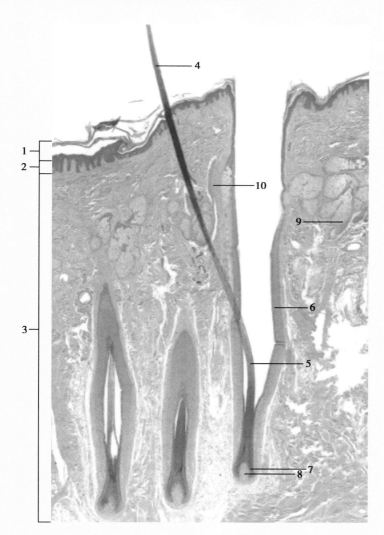

图 14-2 真皮及皮肤的附属器

取材和染色方法: 头皮,HE 染色
1. 表皮
2. 真皮乳头层
3. 真皮网织层
4. 毛干
5. 毛根
6. 毛囊
7. 毛球
8. 毛乳头
9. 皮脂腺
10. 竖毛肌

真皮乳头层为紧邻表皮的薄层疏松结缔组织,向表皮底部突出形成许多真皮乳头,使表皮与真皮的连接面扩大,有利于两者牢固连接,并利于表皮从真皮获得营养。乳头层毛细血管丰富,并有许多游离神经末梢。网织层由致密结缔组织组成。含大量粗大的胶原纤维,纵横交错,并有许多弹性纤维,使皮肤具有较大的韧性和弹性。

皮脂腺的产物即皮脂,受性激素的调节,青春期体内性激素改变较活跃。当毛囊角化过度,毛囊开口逐渐被角化细胞阻塞,皮脂排出受阻而淤积在毛囊内形成粉刺。其中白头粉刺为闭合性粉刺,无明显开口,可挤出白色豆腐渣样物质;黑头粉刺为开放性粉刺,内含脂栓,为皮脂氧化所致,中央有黑色素沉积所致的黑点。立毛肌受交感神经支配,遇冷或感情冲动时收缩,一端拽动毛囊使毛发竖立,一端拉动真皮浅层向下凹陷出现鸡皮疙瘩。腋窝、乳晕、肛门、会阴部等处有大汗腺(顶泌汗腺),其分泌物为黏稠的乳状液,被细菌分解后产生特殊气味,分泌过盛而导致气味过浓时,则形成腋臭。

(宫琳琳)

第十五章 眼 和 耳

知识导读：

1. 为什么角膜是无色透明的？
2. 为什么在黑暗的环境里我们如同处于黑白世界当中？
3. 引起夜盲症的原因是什么？
4. 人类的眼睛为什么能分辨颜色？
5. 听觉是怎样产生的？

眼

1. 角膜

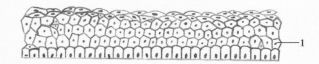

图 15-1A

角膜上皮(1)：为非角化复层扁平上皮，由5~6层细胞组成，上皮基底面平坦，无乳头结构。

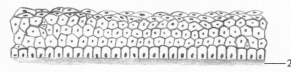

图 15-1B

前界层(2)：为一层染色浅淡的均质膜。

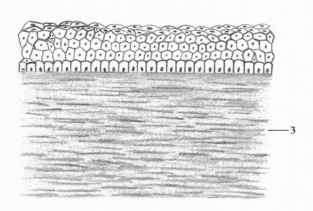

图 15-1C

角膜基质(3)：较厚，由许多与表面平行排列的胶原原纤维组成，此为规则的致密结缔组织，其间有少量的成纤维细胞。

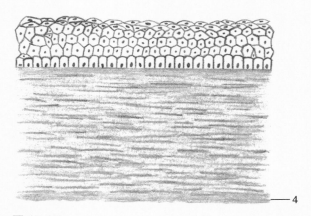

图 15-1D

后界层(4)：为一层透明的均质膜。

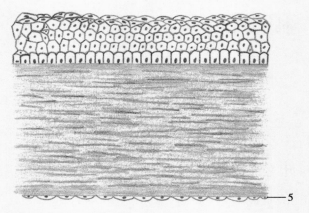

图 15-1E

角膜内皮(5): 为单层扁平上皮。

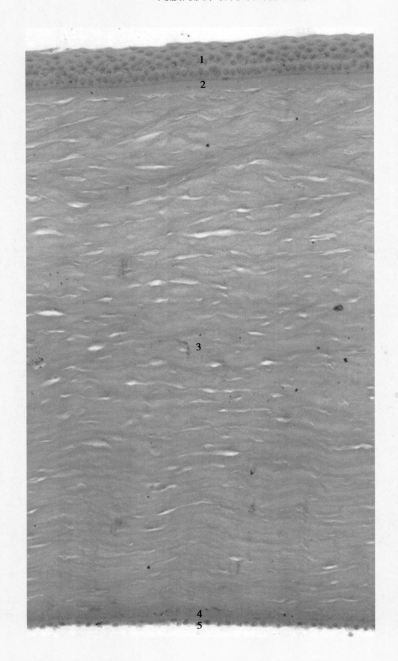

图 15-1　角膜

取材和染色方法: 眼球, HE 染色
1. 角膜上皮
2. 前界层
3. 角膜基质
4. 后界层
5. 角膜内皮

角膜呈球冠形,无色透明,其边缘较厚,中央较薄,其营养主要由房水和角巩膜缘毛细血管渗透供给,角膜具有丰富的游离神经末梢,因此感觉非常敏锐。前上皮不角化且不含色素细胞,固有层内没有血管,其组成的胶原原纤维粗细均一且排列规则;基质内含有适量相对恒定的水分,致使各成分的折光率一致,这些就是构成角膜透明的主要因素。

2. 视网膜

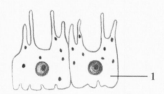

图 15-2A

色素上皮层(1): 由单层矮柱状细胞组成,核圆形,染色浅,细胞顶部的突起伸入视细胞之间,胞质和突起内含有大量黑素颗粒。

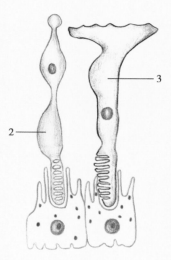

图 15-2B

视细胞层: 视细胞又称感光细胞,该层位于色素上皮层的内侧。视细胞由视杆细胞(2)和视锥细胞(3)组成,在光镜下不易区分两种细胞,其核聚集排列成一层,外侧突起(视锥和视杆)伸向色素上皮层,染色浅。内侧突起伸向双极细胞层。

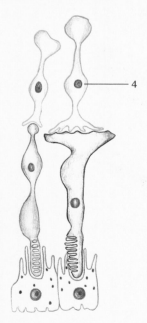

图 15-2C

双极细胞层: 位于视细胞层的内侧,由双极细胞(4)和水平细胞等组成,细胞界限不清。细胞核圆形或椭圆形,密集排列成一层,其突起在光镜下不易分辨。

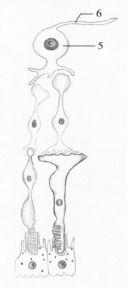

图 15-2D

节细胞层: 位于视网膜最内侧,由胞体较大的节细胞(5)组成,细胞排列疏松,核大而圆,染色浅,核仁清楚。其轴突(6)汇集在一起形成视神经。

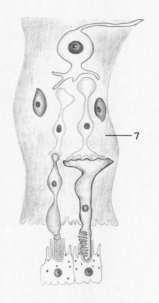

图 15-2E

放射状胶质细胞：是视网膜特有的一种胶质细胞，又称 Müller 细胞(7)。呈细长不规则形状，几乎贯穿整个视网膜神经部，其胞体位于内核层的中部，细胞核呈卵圆形，染色较深。细胞外侧端穿插在感光细胞之间，并与内节形成连接复合体，构成视网膜的外界膜；细胞内侧突末端常膨大分叉，在视神经纤维层内表面相互连接成内界膜。放射状胶质细胞具有营养、支持、绝缘和保护作用。

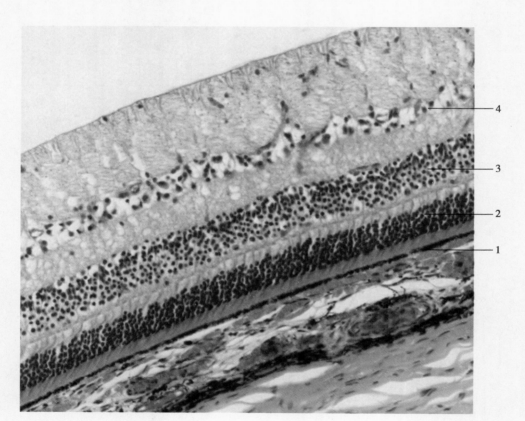

图 15-2　视网膜

取材和染色方法：眼球，HE 染色
1. 色素上皮层
2. 视细胞层
3. 双极细胞层
4. 节细胞层

　　视网膜以锯齿缘为界分为盲部和视部。视部由色素上皮层和神经层组成，分别由胚胎时期视杯的外层和内层演变而来。

3. 视杆细胞(模式图)

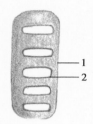

图 15-3A

视杆细胞的外节(1)为感光部位,内部充满成叠的扁平状膜盘(2),膜盘完全内陷而独立存在,不与细胞外相通。

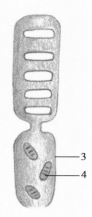

图 15-3B

外侧突起分为内节(3)和外节。内节是合成蛋白质的部位,含丰富的线粒体(4)、粗面内质网和高尔基复合体。

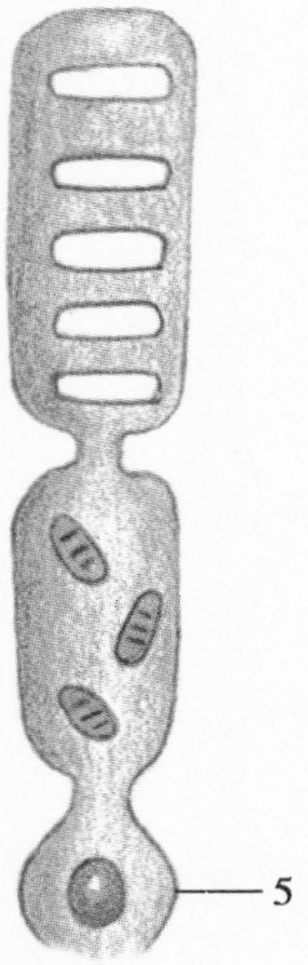

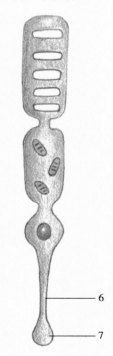

图 15-3C

胞体(5)位于外核层的内侧份,细胞核较小,染色较深。

图 15-3D

视杆细胞的内侧突起(6)伸入外网层,末梢膨大呈小球状,叫杆小球(7),与多个双极细胞和水平细胞形成突触。

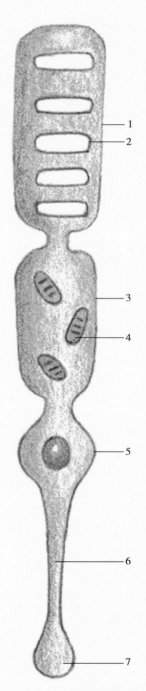

图 15-3　视杆细胞模式图

1. 外节　　　2. 膜盘
3. 内节　　　4. 线粒体
5. 胞体　　　6. 内侧突起
7. 杆小球

　　视杆细胞的外节膜盘的脂质双层膜上镶嵌有感光色素,为视紫红质,能感受弱光的刺激。所以视杆细胞主要在暗光情况下发挥作用,没有色彩识别功能,因此在光线昏暗的条件下,我们无法分辨颜色。视紫红质的重要组成成分是维生素 A,因此当人体维生素 A 不足时,视紫红质合成减少,将导致弱光视力减退或夜盲。喜夜间活动的动物视杆细胞发达。

4. 视锥细胞(模式图)

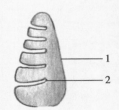

图 15-4A

视锥细胞的外节(1)为感光部位,内部充满成叠的扁平状膜盘(2),膜盘未与胞膜脱离,故仍与细胞外相通。

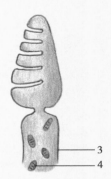

图 15-4B

外侧突起分为内节(3)和外节。内节是合成蛋白质的部位,含丰富的线粒体(4)、粗面内质网和高尔基复合体。

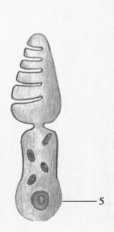

图 15-4C

胞体(5)位于外核层的外侧份,细胞核较大,染色较浅。

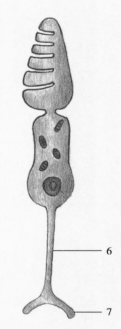

图 15-4D

视锥细胞的内侧突起(6)伸入外网层,末梢膨大呈足状,叫锥小足(7),与一个或多个双极细胞的树突以及水平细胞形成突触。

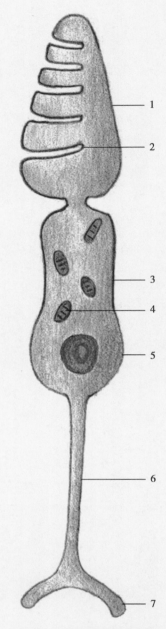

图 15-4　视锥细胞模式图

1. 外节	2. 膜盘
3. 内节	4. 线粒体
5. 胞体	6. 内侧突起
7. 锥小足	

　　视锥细胞的外节膜盘的脂质双层膜上镶嵌有感光色素,为视紫蓝质,能感受强光和色觉,人和绝大多数哺乳动物有 3 种视锥细胞,分别有红敏色素、蓝敏色素和绿敏色素。若缺少感红光(或绿光)的视锥细胞,则不能分辨红(或绿)色,为红(或绿)色盲。先天性红绿色盲表现为典型的 X 连锁隐性遗传,男性发生率远高于女性。据统计,目前全球约有 2 亿色盲患者,并且每年还会有四百万左右的色盲患儿出生。我国汉族男性发生率约为 5%,女性 0.7%。

耳

5. 膜蜗管

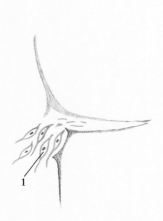

图 15-5A

耳蜗中轴称蜗轴,由骨组织构成,可见蜗神经和螺旋神经节(1),其形状不同、大小不等。节内神经细胞密集,染色较深。

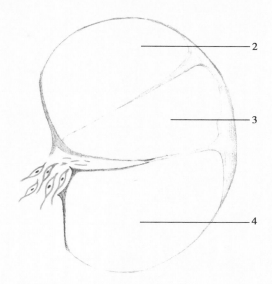

图 15-5B

骨蜗管断面呈圆形或卵圆形,周围的壁均为骨质。一个骨蜗管的断面可分为三部分:上部为前庭阶(2),中部为膜蜗管(3),下部为鼓室阶(4)。

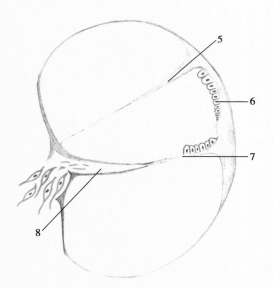

图 15-5C

膜蜗管断面呈三角形,其上壁是前庭膜(5),很薄,两侧覆盖单层扁平上皮,中间夹少量结缔组织;外侧壁为血管纹(6),为复层上皮,上皮内有毛细血管,上皮下方为螺旋韧带;下壁为基底膜(7)和骨螺旋板(8)。

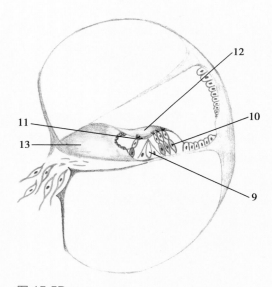

图 15-5D

基底膜表面的上皮特化为螺旋器。内、外柱细胞围成三角形的内隧道(9),细胞核圆形,位于细胞基部。指细胞(10)位于内、外柱细胞的两侧,切面上内指细胞一个,位于内柱细胞的内侧,外指细胞3~4个,位于外柱细胞的外侧。毛细胞(11)位于指细胞上方,细胞顶端可见静纤毛。盖膜(12)为胶质膜,起于螺旋缘(13),覆盖在螺旋器上方。

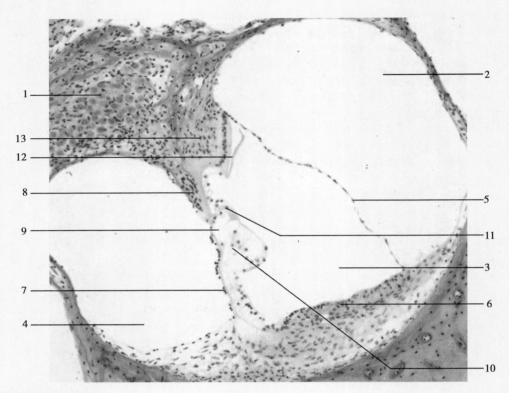

图 15-5　膜蜗管

取材和染色方法：内耳，HE 染色

1. 螺旋神经节　　2. 前庭阶　　3. 膜蜗管　　4. 鼓室阶　　5. 前庭膜
6. 血管纹　　　　7. 基底膜　　8. 骨螺旋板　9. 内隧道　　10. 指细胞
11. 毛细胞　　　12. 盖膜　　　13. 螺旋缘

　　螺旋器接受声波刺激的过程如下：声波经外耳道传到鼓膜，鼓膜的振动经听小骨传至卵圆窗，引起前庭阶的外淋巴振动，继而使前庭膜和膜蜗管的内淋巴振动，同时前庭阶的外淋巴振动又可经蜗孔传至鼓室阶使基底膜发生共振。基底膜不同部位的听弦长度和直径不同，与声波的频率相应的听弦发生大幅度的共振。相应部位的基底膜的振动导致该部位的毛细胞的听毛和盖膜接触，静纤毛发生弯曲，使毛细胞兴奋，经蜗神经将冲动传至中枢。

（宫琳琳）

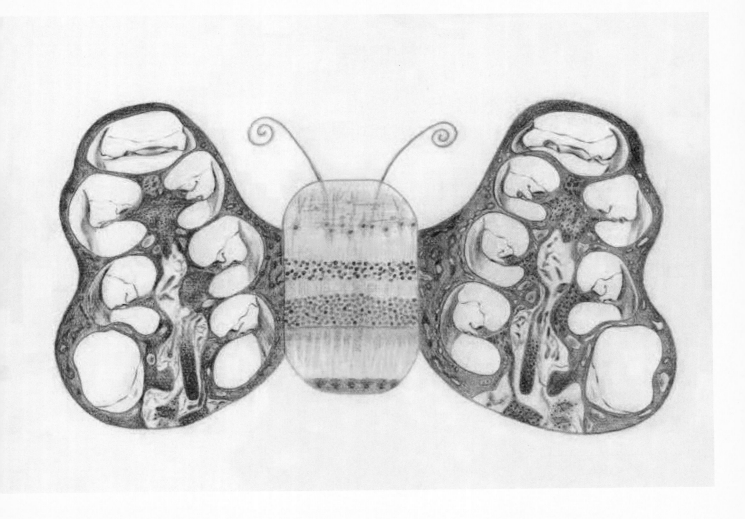

插图

《视听之蝶》

大连医科大学　常础丹

大连医科大学　2019 年第一届医学生组织胚胎学绘图大赛　一等奖

第十六章 内分泌系统

知识导读：

1. 呆小症是什么原因引起的？
2. 为什么肾上腺皮质功能亢进症可致成年女性男性化？
3. 为什么下丘脑或垂体疾病可能会引起闭经？

甲状腺

1. 甲状腺滤泡和滤泡旁细胞

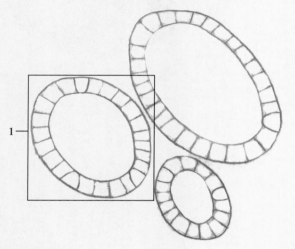

图 16-1A

甲状腺实质主要由大量滤泡组成。甲状腺滤泡(1)呈圆形、椭圆形或不规则形。

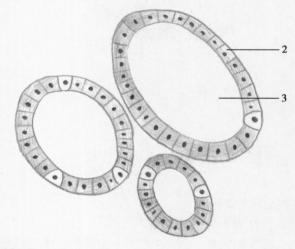

图 16-1B

甲状腺滤泡由单层排列的滤泡上皮细胞(2)围成。滤泡上皮细胞的形态与上皮细胞的功能状态相关,一般情况下,呈立方形,细胞核为圆形,居中。滤泡中央为滤泡腔(3)。

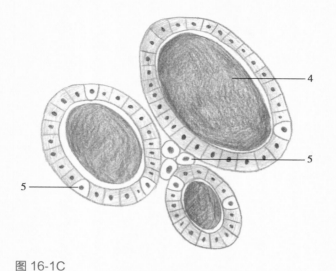

图 16-1C

滤泡腔内充满嗜酸性的胶质(4),在滤泡上皮细胞之间及滤泡之间可见单个或成群分布的滤泡旁细胞(5),细胞体积较大,HE 染色胞质稍浅。

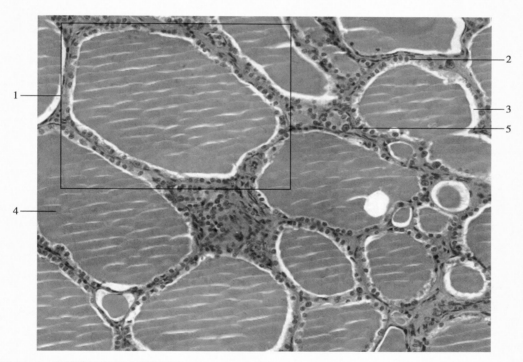

图 16-1　甲状腺滤泡和滤泡旁细胞

取材和染色方法:甲状腺,HE 染色
1. 甲状腺滤泡　2. 滤泡上皮细胞　3. 滤泡腔　4. 胶质　5. 滤泡旁细胞

　　甲状腺是人体最大的内分泌腺,滤泡上皮细胞合成和分泌甲状腺激素,能促进机体的新陈代谢,提高神经兴奋性,促进生长发育,尤其对婴幼儿的中枢神经系统和骨骼发育影响显著。小儿甲状腺功能减退,不仅身材矮小,而且脑发育障碍,导致呆小症。

肾上腺

2. 肾上腺

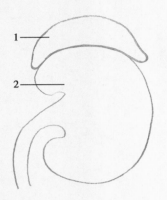

图 16-2A

肾上腺(1)呈新月形覆盖于肾(2)的上方。

图 16-2B

肾上腺表面为结缔组织被膜(3)。被膜下方的实质包括周围的皮质和中央的髓质。

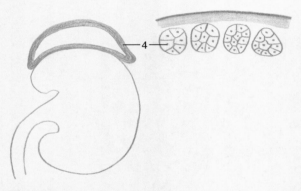

图 16-2C

皮质由外向内分为三个带:球状带、束状带和网状带。球状带(4)紧靠被膜,细胞呈团状排列,细胞较小,呈多边形,染色较深。

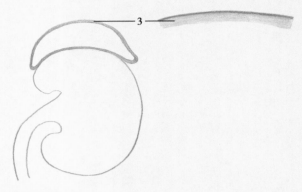

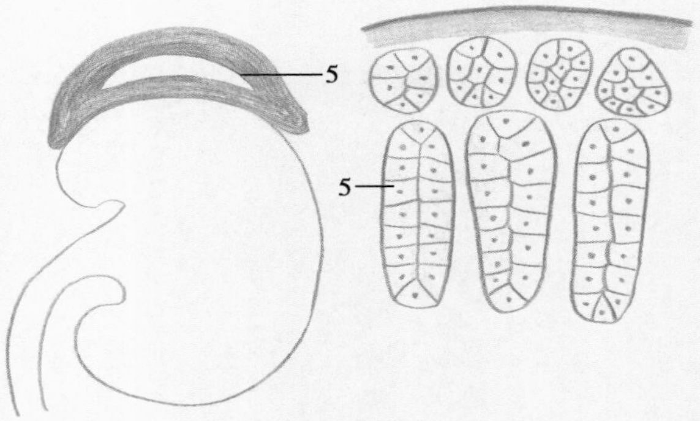

图 16-2D

束状带(5)位于球状带的深层,此层最厚,细胞排列成单排或呈 2~3 层细胞并排的细胞索,细胞较大,呈多边形,染色较浅。

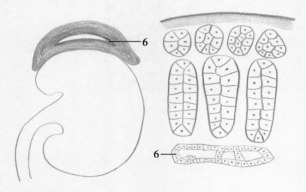

图 16-2E

网状带(6)位于束状带的深层,细胞排列成细胞索,细胞索互相连接成网,细胞较小,染色最深。

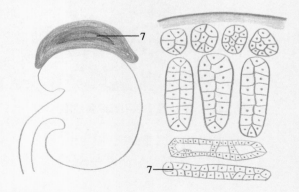

图 16-2F

髓质(7)位于肾上腺的中央,网状带的深层,主要由髓质细胞组成,细胞排列成索条状。

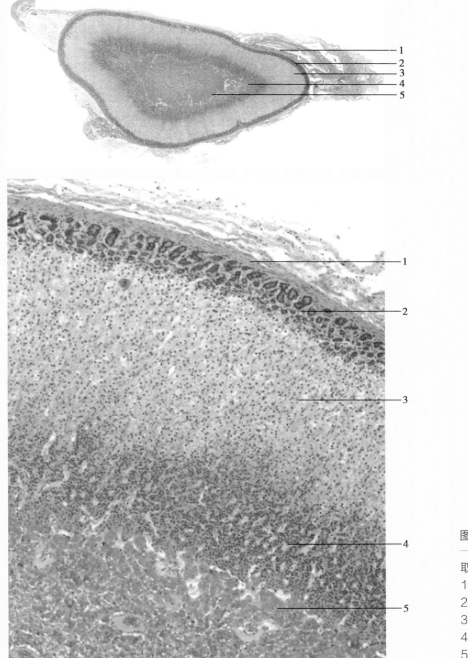

图 16-2 肾上腺

取材和染色方法：肾上腺，HE 染色
1. 被膜
2. 球状带
3. 束状带
4. 网状带
5. 髓质

　　肾上腺皮质分泌类固醇激素，球状带主要分泌盐皮质激素，束状带主要分泌糖皮质激素，网状带主要分泌雄激素和少量糖皮质激素。肾上腺皮质功能亢进症是不同病因造成的肾上腺皮质分泌过量糖皮质激素引起的一系列临床综合征。主要表现为满月脸、向心性肥胖、水牛背及骨质疏松等，因同时伴有性激素（主要是雄激素）分泌增多，女性可见多毛、月经失调，甚至男性化改变。

垂体

3. 垂体与下丘脑的关系(模式图)

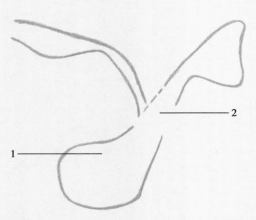

图 16-3A

垂体由神经垂体和腺垂体两部分组成。神经垂体包括神经部(1)和漏斗(2)。

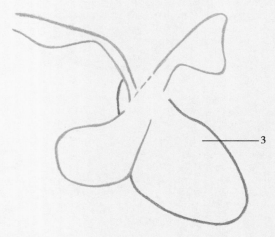

图 16-3B

腺垂体包括远侧部(3)、结节部和中间部。

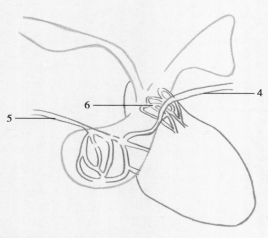

图 16-3C

腺垂体的血液供应主要来自垂体上动脉(4)。神经垂体的血液供应主要来自垂体下动脉(5)。垂体上动脉在神经垂体的漏斗部形成第一级毛细血管网(6)。

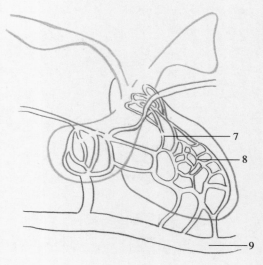

图 16-3D

第一级毛细血管网汇集成数条垂体门微静脉(7)。其下行至远侧部形成第二级毛细血管网(8)。垂体门微静脉及两端的毛细血管网共同构成了垂体门脉系统。远侧部的毛细血管汇集成垂体静脉(9)。

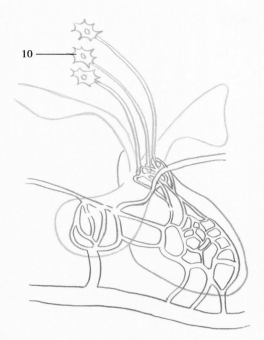

图 16-3E

下丘脑的结节漏斗核等神经内分泌细胞（10）的轴突伸至神经垂体漏斗处。

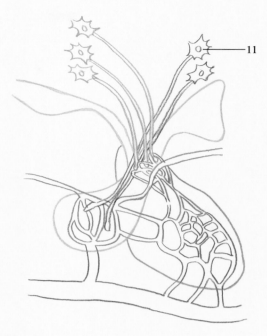

图 16-3F

下丘脑的视上核和室旁核的神经内分泌细胞（11），其轴突经漏斗终止于神经部。

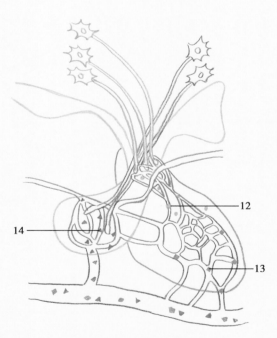

图 16-3G

结节漏斗核等神经内分泌细胞分泌释放激素或释放抑制激素（12）在轴突末端释放，进入漏斗处的第一级毛细血管网，继而经垂体门脉系统到达腺垂体远侧部，调节相应腺细胞的分泌活动，腺垂体远侧部细胞分泌的激素（13）入血，调节相应靶器官的分泌和功能活动。视上核和室旁核的神经内分泌细胞分泌的激素（14）释放到神经部，入血。

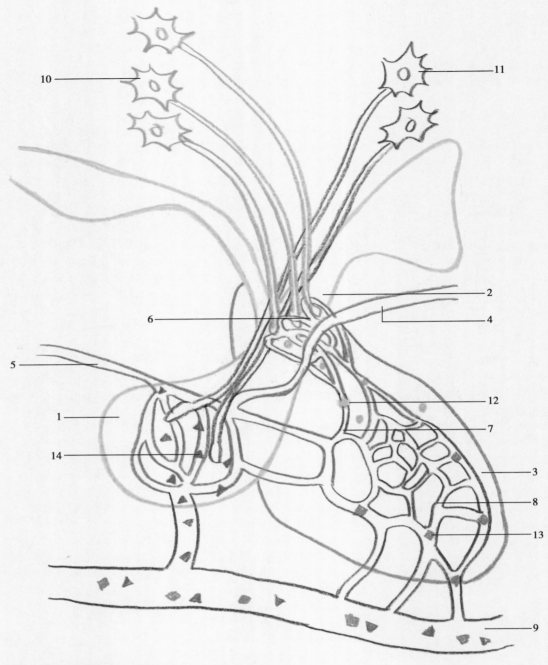

图 16-3　垂体与下丘脑的关系（模式图）

1. 神经部	2. 漏斗	3. 远侧部
4. 垂体上动脉	5. 垂体下动脉	6. 第一级毛细血管网
7. 垂体门微静脉	8. 第二级毛细血管网	9. 垂体静脉

10. 结节漏斗核等的神经内分泌细胞　　　　　11. 视上核和室旁核的神经内分泌细胞

12. 释放激素或释放抑制激素　　　　　　　　13. 远侧部细胞分泌的激素

14. 视上核和室旁核的神经内分泌细胞分泌的激素

　　下丘脑与腺垂体的联系是通过垂体门脉系统实现的，下丘脑分泌的多种激素对腺垂体起促进或抑制作用，腺垂体分泌的各种激素又可调节相应靶器官的分泌和功能活动，形成下丘脑 - 垂体 - 靶器官轴，如下丘脑 - 垂体 - 卵巢轴，当下丘脑或垂体发生肿瘤或损伤，会导致女性性激素分泌异常，导致月经不调甚至闭经。

（丁艳芳）

第十七章　泌尿系统

1. 尿液是怎么产生的?
2. 发生血尿或蛋白尿时,可能是肾脏的什么结构受到了损伤?
3. 肾脏的哪些结构参与了血压调节?
4. 你了解肾脏血液循环的特点吗?

肾脏

1. 肾冠状切面(模式图)

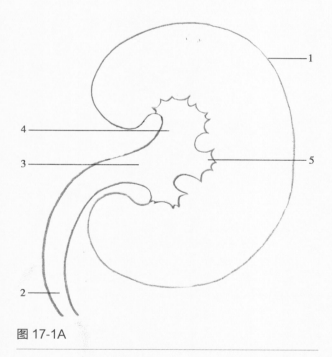

图 17-1A

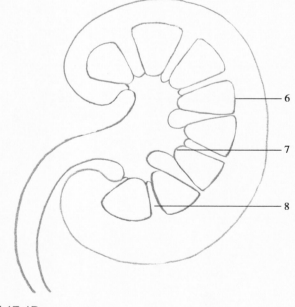

图 17-1B

肾形似蚕豆,表面覆以被膜(1),外侧缘隆起,内侧缘中部凹陷处为肾门,此处可见输尿管(2),其上端膨大形成肾盂(3),肾盂分支形成肾大盏(4),再继续分支形成肾小盏(5)。

肾实质由浅层的皮质和深层的髓质构成。髓质含有多个肾锥体(6),肾锥体的尖端突入肾小盏内,称为肾乳头(7),肾锥体之间的皮质为肾柱(8)。

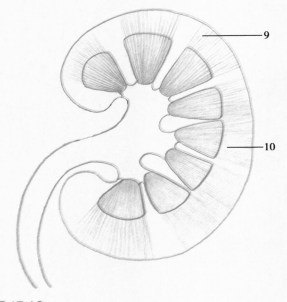

图 17-1C

从肾锥体向皮质呈放射状走行的条纹称为髓放线(9)。髓放线之间的皮质称为皮质迷路(10)。

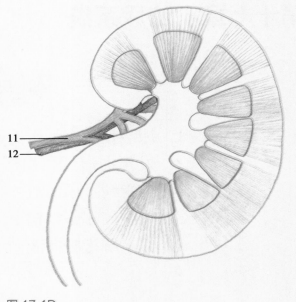

图 17-1D

肾门处还有肾动脉(11)和肾静脉(12)进出。

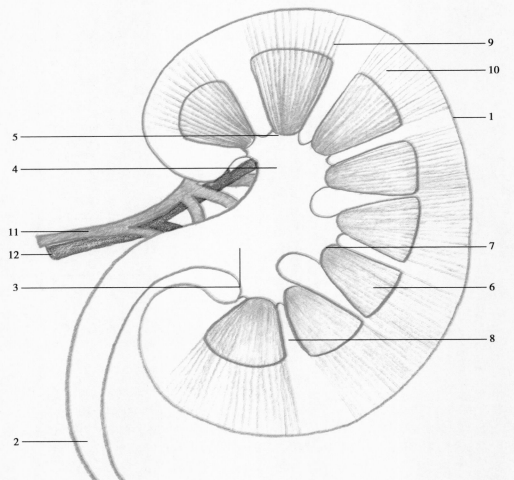

图 17-1　肾冠状切面
（模式图）

1. 被膜
2. 输尿管
3. 肾盂
4. 肾大盏
5. 肾小盏
6. 肾锥体
7. 肾乳头
8. 肾柱
9. 髓放线
10. 皮质迷路
11. 肾动脉
12. 肾静脉

　　每个肾锥体与其周围的皮质组成一个肾叶，每条髓放线及其周围的皮质迷路组成一个肾小叶。

2. 肾单位(模式图)

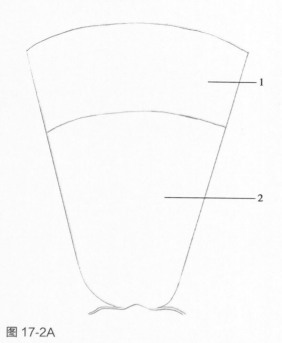

图 17-2A

肾的实质分为周边的皮质(1)和深部的髓质(2)。

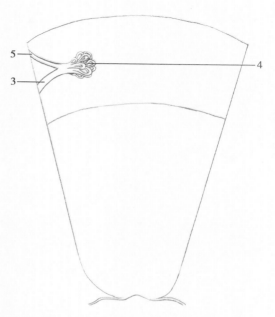

图 17-2B

肾单位由肾小体和肾小管组成。肾小体,主要分布在皮质迷路,由血管球和肾小囊组成。入球微动脉(3)由血管极进入肾小体,分为 3~5 条初级分支,每支再分成几条相互吻合的毛细血管袢,称血管球(4),最终汇合成一条出球微动脉(5)离开肾小体。

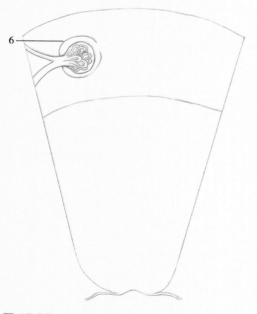

图 17-2C

血管球外有肾小囊包裹,肾小囊(6)为肾小管盲端膨大并凹陷而成的双层囊,外层为壁层,属于单层扁平上皮,内层为脏层,由足细胞组成。两层间的腔隙为肾小囊腔。

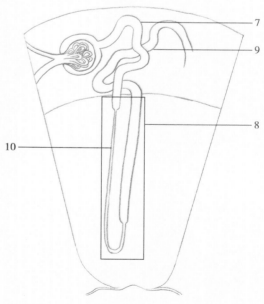

图 17-2D

肾小囊与肾小管相连,肾小管包括近曲小管(7)、髓袢(8)和远曲小管(9),髓袢中管腔较小的部分为细段(10),与近曲小管相连的一段为近直小管,与远曲小管相连的一段为远直小管。

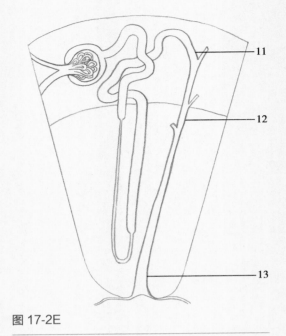

图 17-2E

远曲小管与弓形集合管(11)相连，汇集成直集合管(12)，下行形成乳头管(13)开口于肾乳头。

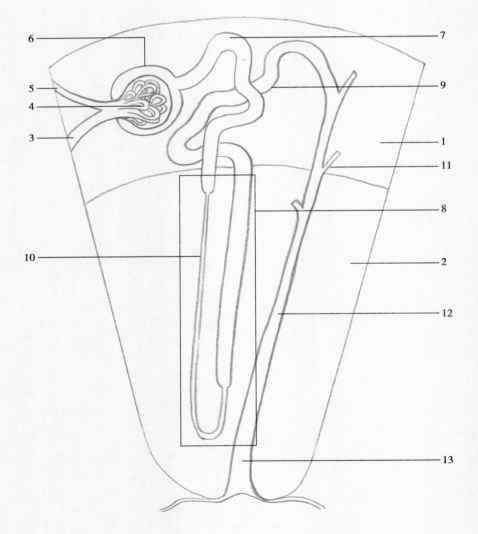

图 17-2 肾单位(模式图)

1. 皮质
2. 髓质
3. 入球微动脉
4. 血管球
5. 出球微动脉
6. 肾小囊
7. 近曲小管
8. 髓袢
9. 远曲小管
10. 细段
11. 弓形集合管
12. 直集合管
13. 乳头管

肾单位是尿生成与排泄的基本结构和功能单位,每个肾有100万~200万个肾单位。由肾小体产生原尿,经肾小管各段和集合管后,原尿中的许多营养物质和99%的水被重吸收,只有约1%作为终尿被排出。

3. 滤过屏障 / 滤过膜(模式图)

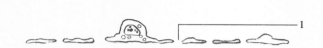

图 17-3A

血管球为有孔毛细血管,内皮细胞不含核的部位很薄,有许多贯穿细胞的孔(1),表面无隔膜。含细胞核的部位较厚。

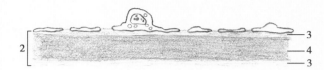

图 17-3B

内皮外为基膜(2),电镜下分为三层,内、外层为电子密度低的透明层(3),中层为电子密度高的致密层(4)。

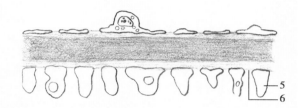

图 17-3C

基膜外附着足细胞的次级突起(5),次级突起之间为裂孔,孔上覆盖裂孔膜(6)。

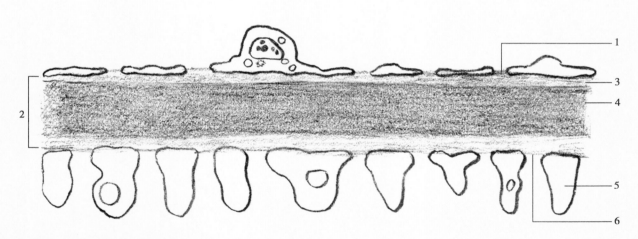

图 17-3　滤过屏障 / 滤过膜(模式图)

1. 内皮窗孔　　2. 基膜　　3. 透明层　　4. 致密层　　5. 次级突起　　6. 裂孔膜

当血液流经血管球毛细血管时,由于管内压力较高,血浆内的某些物质经有孔内皮、基膜和裂孔膜滤入肾小囊腔,形成原尿,这三层结构称为滤过屏障或滤过膜,滤过膜只能通过分子量小于70kDa的物质。在滤过屏障受损时,则会出现血尿或蛋白尿。

4. 肾小体及球旁复合体(模式图)

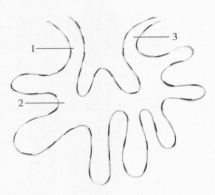

图 17-4A

入球微动脉(1)由血管极进入肾小体,分为 3~5 条初级分支,每支再分成几条相互吻合呈血管球(2),最终汇合成一条出球微动脉(3)离开肾小体。

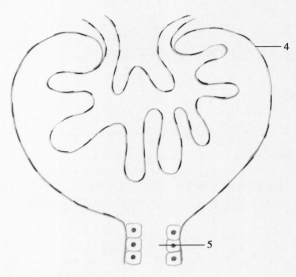

图 17-4B

肾小囊为肾小管盲端膨大并凹陷而成的双层囊,外层为壁层(4),为单层扁平上皮,在肾小体尿极处肾小囊与由单层立方上皮细胞围成的近曲小管(5)相连。

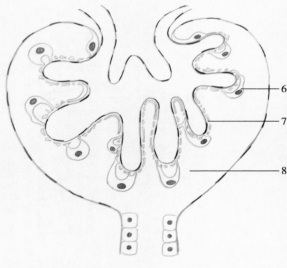

图 17-4C

肾小囊脏层由足细胞(6)构成,紧贴毛细血管壁。足细胞次级突起之间形成裂孔(7)。脏层与壁层之间的腔隙为肾小囊腔(8)。

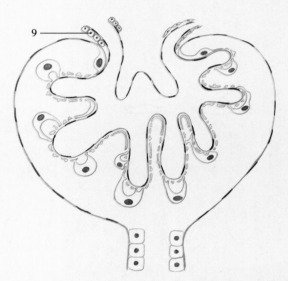

图 17-4D

入球微动脉在接近肾小体血管极处,管壁的平滑肌细胞变成立方形或多边形的上皮样细胞,核圆形,细胞质内含有分泌颗粒,称为球旁细胞(9)。

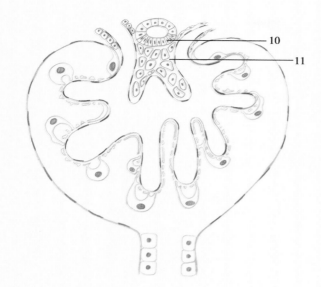

图 17-4E

远端小管靠近血管极侧的上皮细胞增高变窄,排列密集而形成致密斑(10)。在入、出球微动脉与致密斑之间的三角区的细胞团,为球外系膜细胞,也称极垫细胞(11)。

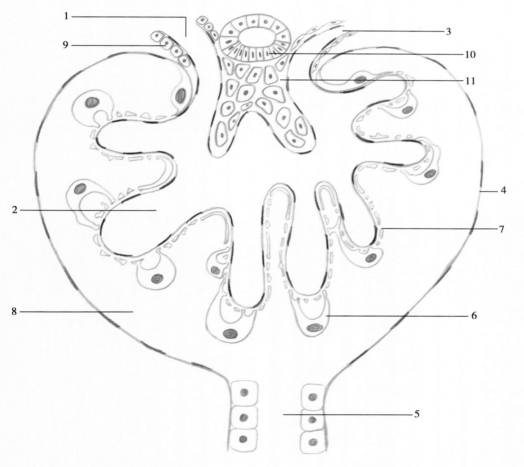

图 17-4　肾小体及球旁复合体(模式图)

1. 入球微动脉
2. 血管球
3. 出球微动脉
4. 肾小囊壁层
5. 近曲小管
6. 足细胞
7. 裂孔
8. 肾小囊腔
9. 球旁细胞
10. 致密斑
11. 球外系膜细胞 / 极垫细胞

　　球旁复合体也称肾小球旁器,位于肾小体血管极,由球旁细胞、致密斑和极垫细胞组成。球旁细胞分泌肾素,参与形成肾素 - 血管紧张素 - 醛固酮系统,促进肾远端小管对钠离子的重吸收,调节血容量及血压。球旁细胞还能分泌红细胞生成素,是红细胞生成的诱导因子。致密斑是离子感受器,感受远端小管内钠离子浓度的变化,将信息传递给球旁细胞。极垫细胞在球旁复合体功能活动中,可能起信息传递作用。

5. 肾的血液循环(模式图)

图 17-5A

肾动脉由腹主动脉分出,入
肾后分为数支叶间动脉(1)。

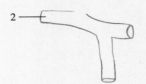

图 17-5B

叶间动脉在肾柱内上行,
到皮、髓质交界处分支横
行,称为弓形动脉(2)。

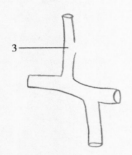

图 17-5C

弓形动脉分支进入皮质迷
路,称为小叶间动脉(3)。

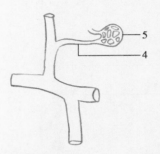

图 17-5D

小叶间动脉在皮质迷路内
走行分出入球微动脉(4)进
入肾小体,形成血管球(5)。

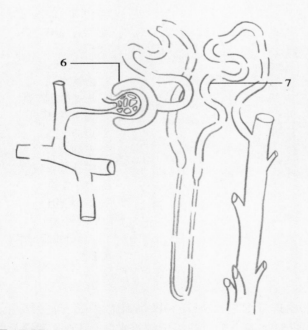

图 17-5E

血管球外包绕肾小囊(6),二者共同形成肾小体,肾小囊与
肾小管(7)相连。

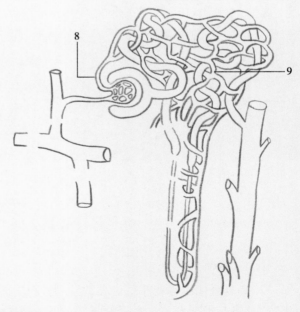

图 17-5F

血管球汇合成出球微动脉(8),再分支形成球后毛细血管网
(9),分布于肾小管周围。

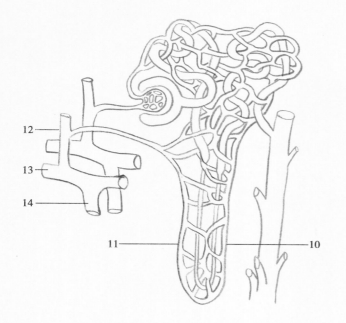

图 17-5G

出球微动脉还发出直小动脉(10)进入髓质,又折返上升形成直小静脉(11),构成 U 形直血管袢,与髓袢伴行。球后毛细血管网汇合成小叶间静脉(12)、弓形静脉(13)和叶间静脉(14),与相应的动脉伴行,由肾静脉经肾门出肾。

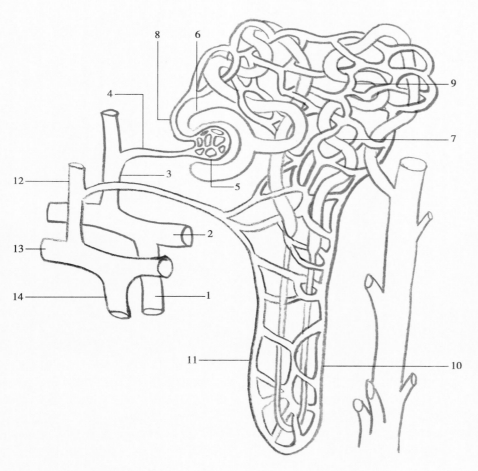

图 17-5 肾的血液循环
(模式图)

1. 叶间动脉
2. 弓形动脉
3. 小叶间动脉
4. 入球微动脉
5. 血管球
6. 肾小囊
7. 肾小管
8. 出球微动脉
9. 球后毛细血管网
10. 直小动脉
11. 直小静脉
12. 小叶间静脉
13. 弓形静脉
14. 叶间静脉

　　肾血液循环特点:①肾动脉直接起于腹主动脉,血流量大,每 4~5min 流经两肾的血量等于人体全部血量;②血管球毛细血管两端皆连于动脉,入球微动脉较出球微动脉粗,血管球压力较高,有利于滤过;③球后毛细血管血液因胶体渗透压增高有利于水的重吸收;④直小动脉和直小静脉,与肾单位髓袢伴行,有利于尿液浓缩。

（丁艳芳　于胜波）

第十八章 男性生殖系统

知识导读：

1. 精子发生过程中出现畸形精子会影响生育吗？
2. 为什么男性发生骑跨伤，容易造成不育？

睾丸

1. 生精小管（局部）

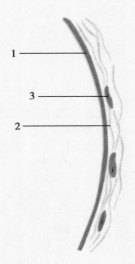

图 18-1A

生精小管为高度弯曲的复层上皮性管道。管壁由生精上皮构成。生精上皮基膜(1)明显，基膜外侧有胶原纤维(2)和梭形的肌样细胞(3)。

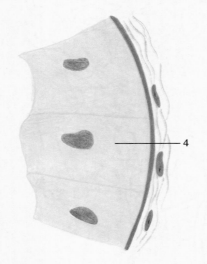

图 18-1B

生精上皮由支持细胞(4)和 5~8 层的生精细胞组成。支持细胞呈不规则长锥形，从生精小管基底一直伸达腔面。由于其侧面镶嵌着各级生精细胞，故光镜下细胞轮廓不清。细胞核近似卵圆形或三角形。

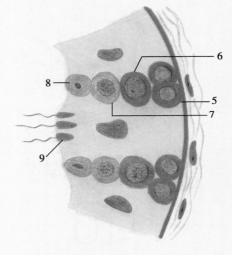

图 18-1C

生精细胞包括精原细胞(5)、初级精母细胞(6)、次级精母细胞(7)、精子细胞(8)和精子(9)。精原细胞紧贴生精上皮的基膜，圆形或卵圆形；初级精母细胞位于精原细胞近腔侧，圆形，体积较大，核大而圆；次级精母细胞位于初级精母细胞的近腔侧，细胞圆形，核圆，染色较深；精子细胞位于近腔面，体积小，细胞圆形，核大而圆；精子形似蝌蚪，分头、尾两部分。头部嵌在支持细胞的顶部胞质中，尾部游离于生精小管腔内。

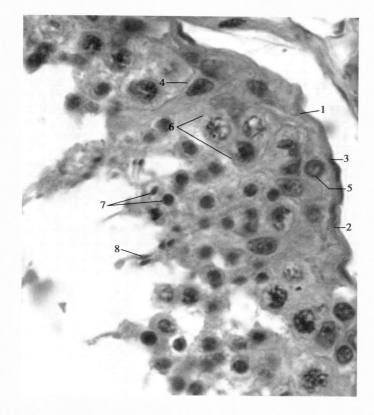

图 18-1　生精小管（局部）

取材和染色方法：睾丸，HE 染色
1. 基膜
2. 胶原纤维
3. 肌样细胞
4. 支持细胞
5. 精原细胞
6. 初级精母细胞
7. 精子细胞
8. 精子

　　从精原细胞发育成为精子的过程称精子发生，经历了精原细胞增殖、精母细胞的成熟分裂和精子形成3 个阶段。由于次级精母细胞迅速进行第二次成熟分裂，其在切片中不易见到。在正常男性的精子发生过程中，也可产生双头、双尾、短尾等畸形精子。但如果受到感染、激素失调等因素的影响，可导致精液中畸形精子比例过高而引起男性不育。

2. 血 - 睾屏障（模式图）

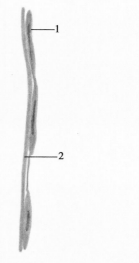

图 18-2A

生精小管与血液之间存在血 - 睾屏障。其组成包括睾丸间质中的毛细血管内皮（1）及基膜（2）。

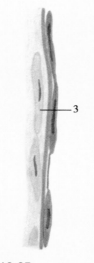

图 18-2B

基膜外有少量结缔组织（3）。

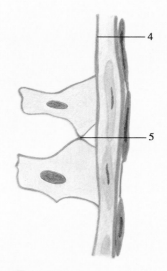

图 18-2C

血 - 睾屏障的组成还包括生精上皮的基膜（4）和支持细胞紧密连接（5）。

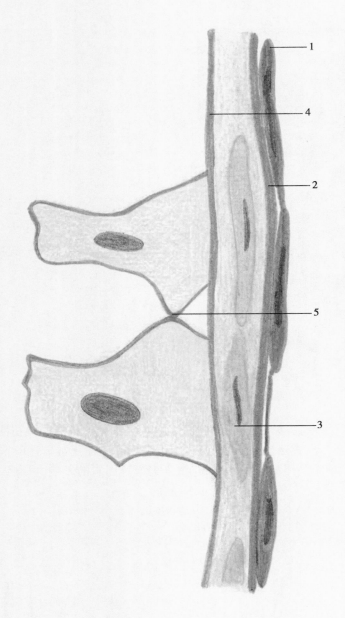

图 18-2　血 - 睾屏障（模式图）

1. 毛细血管内皮
2. 基膜
3. 结缔组织
4. 生精上皮的基膜
5. 紧密连接

　　血 - 睾屏障可阻止某些物质进出生精上皮，形成并维持有利于精子发生的微环境，还能防止精子抗原物质逸出到生精小管外而引发自身免疫反应。

　　骑跨伤可损伤血 - 睾屏障，引起机体发生自身免疫反应，形成抗精子抗体，这是造成男性免疫性不育的主要原因。

（周　欣）

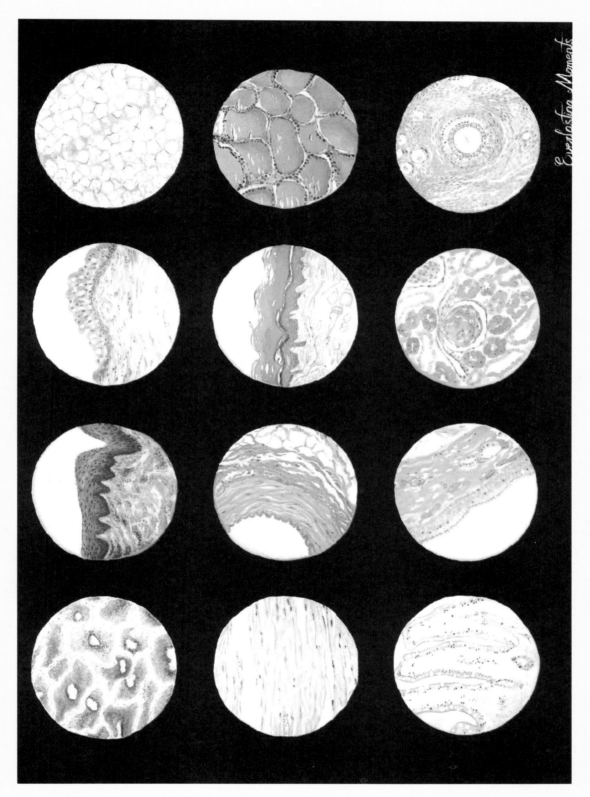

插图

《永恒时刻》

湖北医药学院　杨嘉昕

中国解剖学会　2018 年第一届全国医学生解剖绘图大赛　一等奖作品

第十九章　女性生殖系统

知识导读：

1. 体外受精-胚胎移植技术取卵的时机如何把握?
2. 你知道早孕人工流产后月经不能复潮的原因吗?

卵巢

1. 原始卵泡

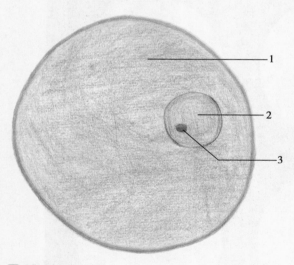

图 19-1A

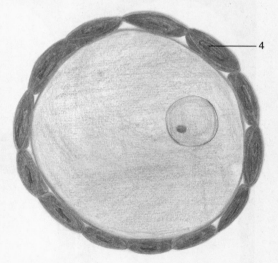

图 19-1B

原始卵泡位于卵巢皮质浅层,由中央的一个初级卵母细胞和周围的一层扁平的卵泡细胞组成。初级卵母细胞呈圆形,体积大,细胞质(1)嗜酸性,细胞核(2)大而圆,略偏位,核仁(3)清楚。

卵泡细胞(4)呈扁平形,体积小,核扁圆,染色深。

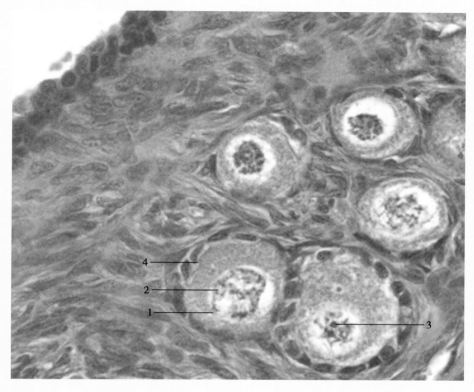

图 19-1　原始卵泡

取材和染色方法：卵巢，HE 染色
1. 初级卵母细胞细胞质
2. 初级卵母细胞细胞核
3. 核仁
4. 卵泡细胞

　　原始卵泡在出生前已形成，其中的初级卵母细胞在胚胎时期由卵原细胞分裂分化而成，随即进入第一次成熟分裂，并长期停留在分裂前期，直到排卵前才完成这次分裂。

2. 初级卵泡

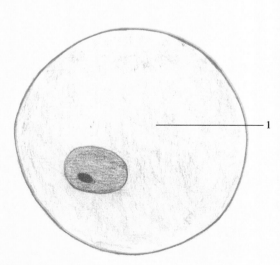

图 19-2A

初级卵泡中央为一个初级卵母细胞(1)，初级卵母细胞体积增大，核也增大，核仁明显。

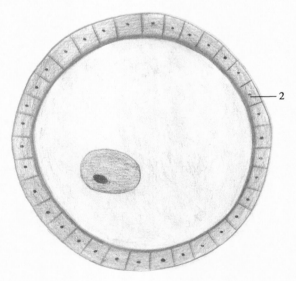

图 19-2B

卵泡细胞(2)由扁平形变为立方形或柱状。

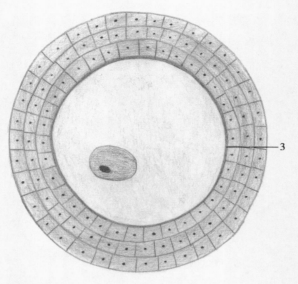

图 19-2C

卵泡细胞的层数由一层变为多层。在初级卵母细胞与卵泡细胞间出现了一层嗜酸性薄膜,称透明带(3)。

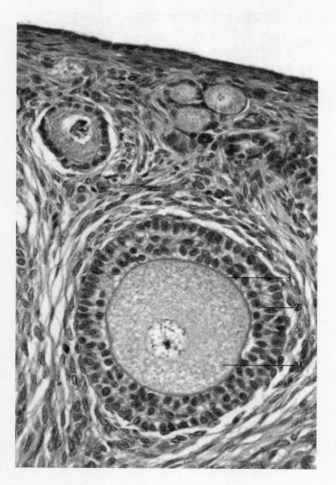

图 19-2 初级卵泡

取材和染色方法: 卵巢,HE 染色
1. 初级卵母细胞
2. 卵泡细胞
3. 透明带

初级卵泡来源于原始卵泡。透明带由初级卵母细胞和卵泡细胞共同分泌形成,富含糖蛋白,其中的 ZP3 为精子受体,有利于精子和卵细胞的相互识别和特异性结合。

3. 次级卵泡

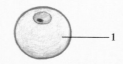

图 19-3A

次级卵泡由初级卵泡发育形成。中央为初级卵母细胞(1),初级卵母细胞体积继续增大,达到最大体积。

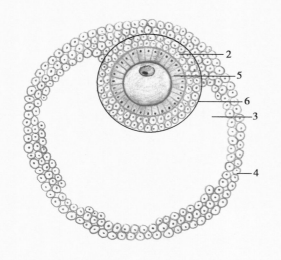

图 19-3B

卵泡细胞(2)层数增至 6~12 层,细胞间出现大小不等的腔隙。这些腔隙汇合成一个大的腔,即为卵泡腔(3)。卵泡腔周围的卵泡细胞构成卵泡壁(4)。紧靠透明带的一层高柱状的卵泡细胞呈放射状排列,称放射冠(5)。随着卵泡腔的扩大,初级卵母细胞、透明带及周围的卵泡细胞被挤到卵泡腔的一侧,形成突入卵泡腔的圆形隆起,称卵丘(6)。

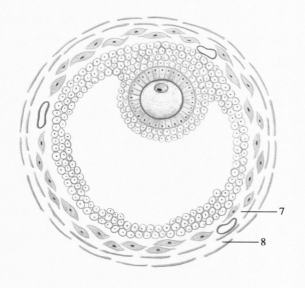

图 19-3C

环绕在卵泡细胞周围的基质细胞增生形成的卵泡膜发育成熟,分化形成内、外两层,内层紧贴卵泡壁,称内膜层(7),含有较多的血管和梭形的膜细胞;外层靠近周围的结缔组织,与其无明显分界,称外膜层(8),含有较多的纤维。

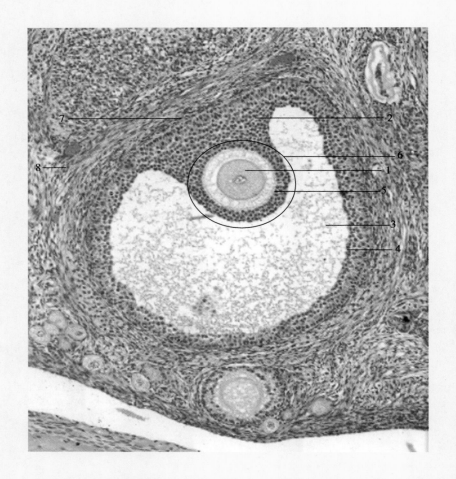

图 19-3 次级卵泡

取材和染色方法:卵巢,HE 染色
1. 初级卵母细胞
2. 卵泡细胞
3. 卵泡腔
4. 卵泡壁
5. 放射冠
6. 卵丘
7. 内膜层
8. 外膜层

次级卵泡由初级卵泡发育形成。当卵泡细胞间出现液腔时,称为次级卵泡。中央的初级卵母细胞至排卵前 36~48h 方能完成第一次成熟分裂,形成一个次级卵母细胞和一个第一极体。次级卵泡进一步发育即成为成熟卵泡。

在进行体外受精 - 胚胎移植时,人绒毛膜促性腺素(HCG)注射 34~36h 后即可取卵。随着科学技术的不断更新,取卵技术也不断改进。从开腹取卵、腹腔镜下取卵发展到现在的 B 超引导下经阴道取卵,后者创伤小,可重复应用,是目前国内外生殖中心普遍使用的取卵方法。

子宫

4. 子宫内膜

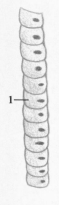

图 19-4A

子宫内膜由上皮和固有层组成。上皮(1)为单层柱状上皮。

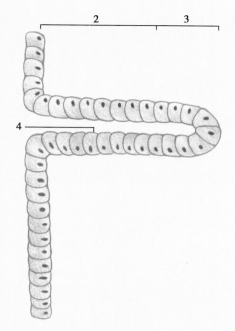

图 19-4B

固有层较厚,分为功能层(2)和基底层(3),由结缔组织、子宫腺和血管等组成。子宫腺(4)为内膜上皮向固有层凹陷形成,为单管状腺,末端近肌层时常有分支。

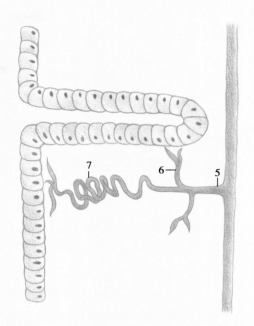

图 19-4C

进入内膜的小动脉(5)在基底层发出短而直的分支,称基底动脉(6)。小动脉的主支进入功能层后螺旋状走行,称螺旋动脉(7),其在浅层分支形成毛细血管网。

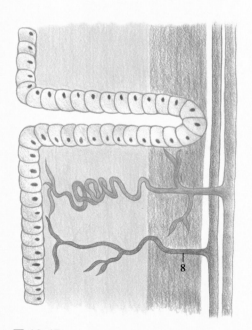

图 19-4D

毛细血管网汇合成小静脉(8),经肌层汇合为子宫静脉。月经期的子宫内膜功能层发生剥脱、出血,基底层不剥脱。

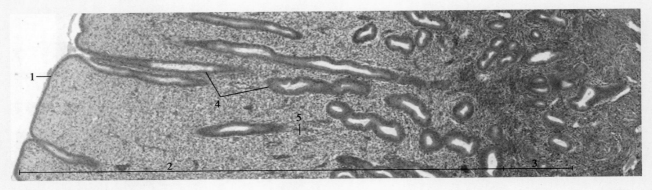

图 19-4　子宫内膜

取材和染色方法：子宫（增生期），HE 染色
1. 上皮　　2. 功能层　　3. 基底层　　4. 子宫腺　　5. 螺旋动脉

　　自青春期至绝经期，受下丘脑、垂体和卵巢激素的调节，子宫底部和体部的子宫内膜功能层发生周期性变化，即月经周期，分为月经期、增生期和分泌期。月经期子宫内膜功能层全部剥脱，月经期末，基底层的子宫腺上皮和基质细胞增生，修复内膜。在行人工流产终止妊娠时，如果操作者吸刮过度，损伤子宫内膜基底层，则可能引起月经过少甚至闭经。

（周　欣）

第二部分

胚胎学

第二十章 人胚发生和早期发育

知识导读：

1. 什么是异位妊娠？可发生在哪些部位？
2. 滋养层细胞异常增生会引发什么疾病？
3. 在第三产程中，如果胎盘未能及时娩出会出现什么后果？
4. 羊膜破裂，如果羊水进入母体血液循环会有什么危害？

受精

1. 受精过程（模式图）

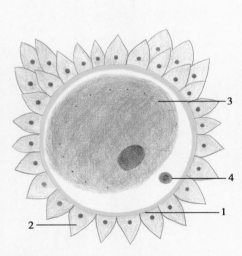

图 20-1A

排出的次级卵母细胞外有透明带（1）和放射冠（2）包被。卵母细胞近胞膜的胞质内存在皮质颗粒（3）。在卵周间隙中存在一个小的第一极体（4）。

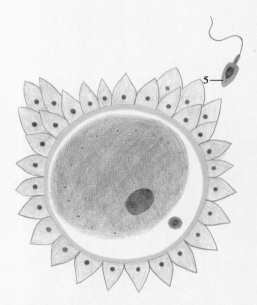

图 20-1B

获能后的精子接近卵母细胞时，在放射冠细胞及卵母细胞所释放的物质影响下，立即发生顶体反应，即精子顶体（5）的外膜与精子头部的质膜多处融合并破裂形成许多小孔，释放顶体酶。

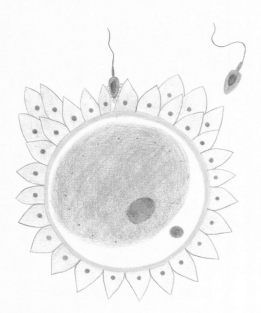

图 20-1C

顶体酶可分解放射冠细胞外基质成分,使细胞分散开来,精子得以穿入放射冠,接触到透明带。

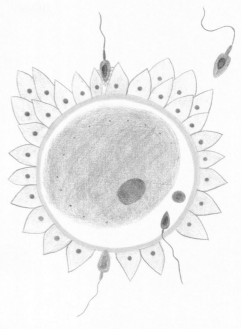

图 20-1D

当精子与透明带上的精子受体结合后,在顶体酶的作用下,精子可进一步穿过透明带,进入卵周间隙与卵子直接接触,卵母细胞释放皮质颗粒,使透明带结构发生改变,从而阻止其他精子穿越透明带,此过程为透明带反应。

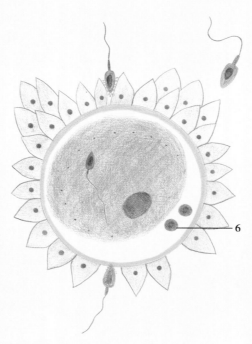

图 20-1E

精子头部细胞膜与卵细胞膜融合,细胞核和细胞质进入卵子内。精子的进入,激发次级卵母细胞完成第二次成熟分裂,形成成熟的卵细胞和一个小细胞,即第二极体(6)。

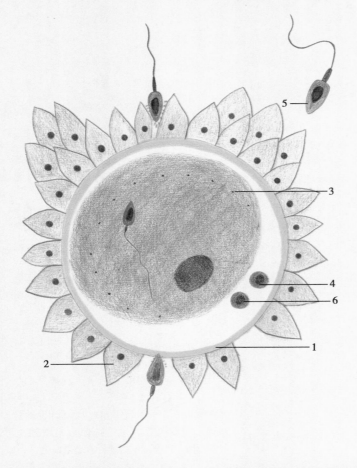

图 20-1　受精过程（模式图）

1. 透明带
2. 放射冠
3. 皮质颗粒
4. 第一极体
5. 顶体
6. 第二极体

　　受精是成熟获能后的精子与发育正常的卵子结合形成受精卵的过程。精子与卵子结合后,卵子的细胞核称雌原核,精子的细胞核膨大形成雄原核。雄原核与雌原核移至卵细胞中央相互接近,核膜消失,染色体相互混合,形成受精卵。随后,受精卵进行有丝分裂,形成的子细胞称为卵裂球。

胚泡的形成及植入

2. 胚泡（模式图）

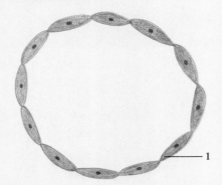

图 20-2A

当卵裂球数目增加到 100 个左右时,细胞按一定规律排列,形似泡状,称胚泡。其周围的细胞排列成单层,称滋养层(1)。

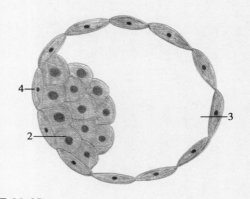

图 20-2B

在滋养层内面的一侧,有一团细胞与之相贴,称内细胞群(2)。胚泡中的腔称胚泡腔(3),腔内含有液体。覆盖在内细胞群外面的滋养层称极端滋养层(4)。

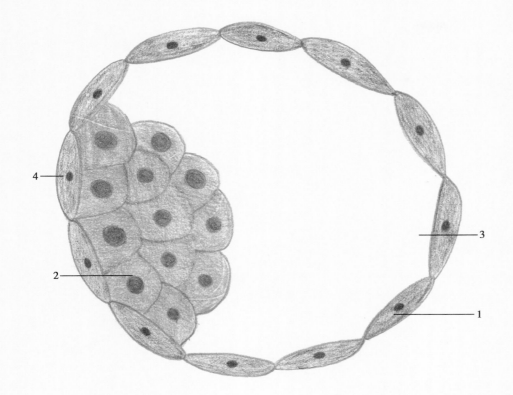

图 20-2 胚泡（模式图）

1. 滋养层
2. 内细胞群
3. 胚泡腔
4. 极端滋养层

内细胞群的细胞为胚胎干细胞，滋养层可从母体子宫内膜吸收营养物质。在植入时，极端滋养层直接与子宫内膜接触，并将参与胎盘的形成。

3. 排卵——植入过程（模式图）

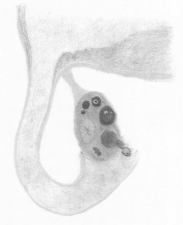

图 20-3A

输卵管位于子宫底两侧，包括间质部、峡部、壶腹部和漏斗部四部分。卵巢是一对略扁的椭圆形器官，借卵巢系膜附着在子宫阔韧带的后叶上。卵巢实质分为皮质和髓质，皮质含不同发育阶段的卵泡和黄体等。卵泡成熟后破裂，次级卵母细胞及其周围的透明带和放射冠从卵巢表面排出的过程即为排卵。

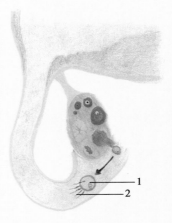

图 20-3B

排卵后的卵子进入输卵管，发育正常的卵子（1）与成熟获能后的精子（2）在输卵管壶腹部结合形成受精卵的过程即为受精。

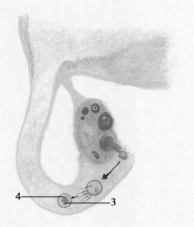

图 20-3C

卵子的细胞核称雌原核(3),精子的细胞核膨大形成雄原核(4)。

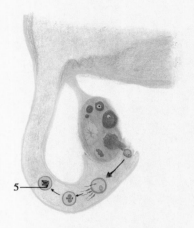

图 20-3D

雄原核与雌原核移至卵细胞中央相互接近,核膜消失,染色体相互混合,形成一个二倍体的受精卵,又称合子(5)。

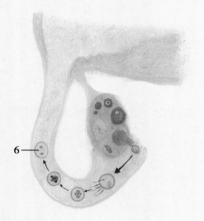

图 20-3E

受精卵形成后开始进行有丝分裂,即卵裂。受精后约 30h 为 2 细胞期(6)。随着卵裂的进行,其在输卵管内向子宫腔移动。

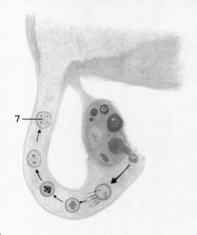

图 20-3F

受精后 40h 为 4 细胞期(7)。

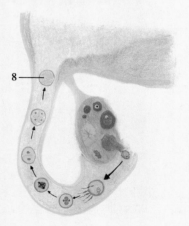

图 20-3G

72h 为 12~16 细胞期,此时细胞紧密相贴,形似桑椹,称桑椹胚(8)。

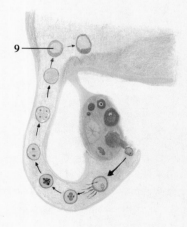

图 20-3H

桑椹胚进入子宫腔后,细胞继续分裂,卵裂球数目增加到100 个左右时,细胞按一定规律排列,形似泡状,称胚泡(9)。

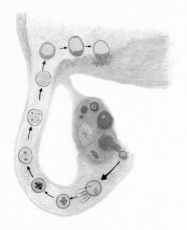

图 20-3I

受精后 5~6d 开始，胚泡的极端滋养层细胞与子宫内膜上皮接触，并分泌蛋白水解酶溶解子宫内膜上皮，使其出现缺口，胚泡由此缺口逐渐侵入子宫内膜功能层，此过程称为植入。

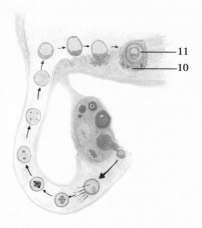

图 20-3J

胚泡植入后，滋养层细胞迅速增殖，由单层变为复层，表层细胞融合，细胞界限消失，称合体滋养层(10)，其内有滋养层陷窝；内层细胞界限明显，称细胞滋养层(11)。

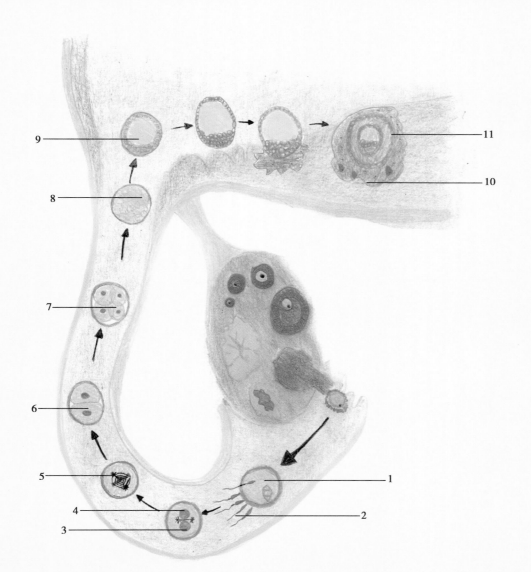

图 20-3　排卵——
植入过程（模式图）

1. 卵子
2. 精子
3. 雌原核
4. 雄原核
5. 合子
6. 2 细胞期
7. 4 细胞期
8. 桑椹胚
9. 胚泡
10. 合体滋养层
11. 细胞滋养层

胚泡逐渐埋入子宫内膜的过程称为植入或着床。植入部位多位于子宫体前、后壁或子宫底内膜处。胚泡在正常位置以外的部位植入，称异位植入。其可发生于输卵管、卵巢、腹膜腔及肠系膜等处，尤以输卵管妊娠为多，临床上约占95%。异位植入引发的妊娠为异位妊娠。

4. 蜕膜（模式图）

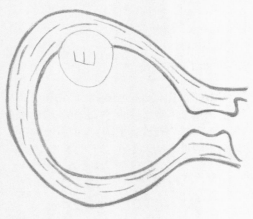

图 20-4A

子宫呈梨形，其下端通过宫颈外口开口于阴道。子宫壁由内膜、肌层和外膜组成。胚泡（E）植入后，子宫内膜的功能层称蜕膜。

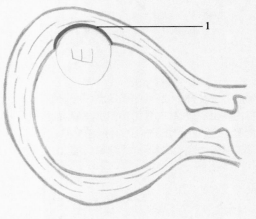

图 20-4B

胚泡与子宫肌层之间的蜕膜为底蜕膜（1），它将随着胚胎的发育而不断扩大、增厚，参与胎盘的形成。

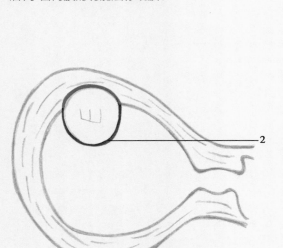

图 20-4C

覆盖在胚泡表面的蜕膜为包蜕膜（2）。

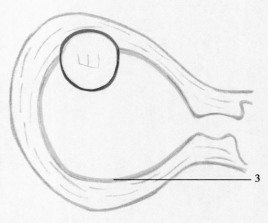

图 20-4D

其余部分的子宫蜕膜为壁蜕膜（3）。

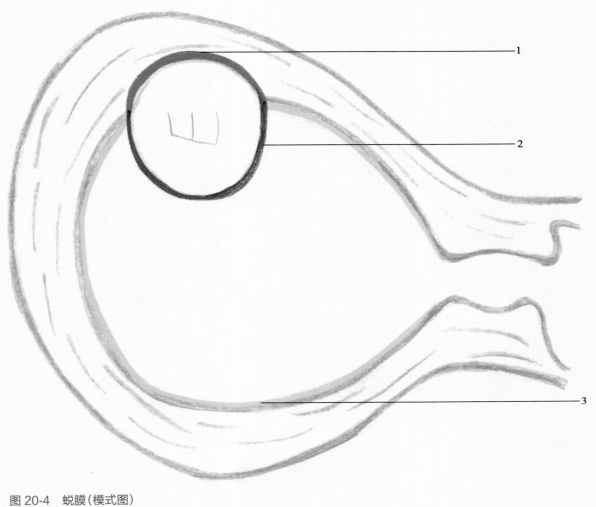

图 20-4　蜕膜（模式图）

1. 底蜕膜　　2. 包蜕膜　　3. 壁蜕膜

　　蜕膜中的蜕膜细胞来自于固有层的基质细胞，具有供给胚泡营养和保护子宫内膜免受滋养层过度侵蚀的功能，它将在分娩时脱落。

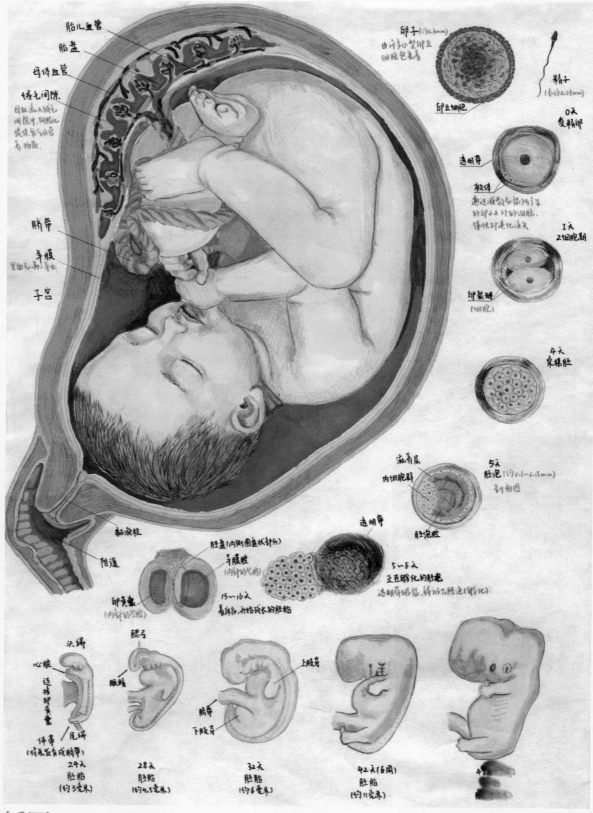

插图

《孕育生命》

湖南师范大学医学院　杜铭萱

中国解剖学会　2019年第二届全国医学生解剖绘图大赛　一等奖作品

胎盘和胎膜

5. 胎膜（模式图）

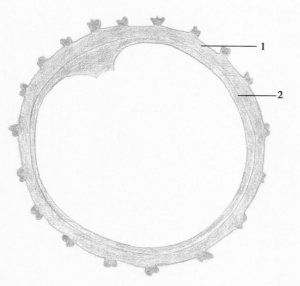

图 20-5A

胎膜包括绒毛膜、羊膜、卵黄囊、尿囊和脐带。绒毛膜由滋养层（1）和衬于其内面的胚外中胚层（2）构成。滋养层由表面的合体滋养层和内侧的细胞滋养层组成，在绒毛膜表面形成绒毛状突起。

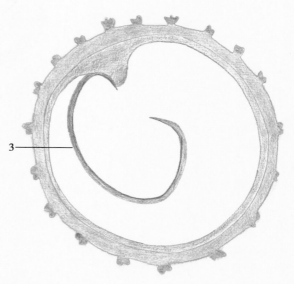

图 20-5B

羊膜由单层羊膜上皮（3）和薄层胚外中胚层构成。

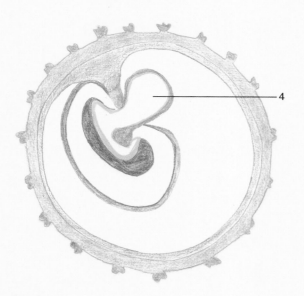

图 20-5C

卵黄囊（4）位于胚体腹侧，壁上有胚外中胚层。随着圆柱形胚体的形成，卵黄囊逐渐被羊膜包入脐带，以卵黄管与中肠相连。

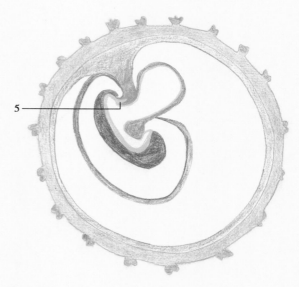

图 20-5D

尿囊（5）是在第 3 周时卵黄囊的尾侧壁向体蒂内突出而形成的一个盲囊。随着尿囊的发生，其壁上的胚外中胚层形成一对尿囊动脉和一对尿囊静脉，之后逐渐演变为脐带内的脐动脉和脐静脉。

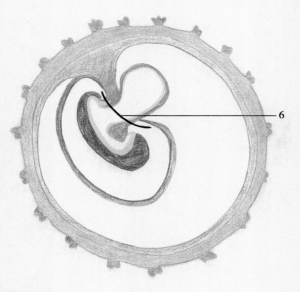

图 20-5E

当胚盘向腹侧卷折时,其背侧的羊膜腔也迅速生长并向腹侧包卷。此时连接于胚盘周缘的羊膜腔完全包裹了整个胚体,并将卵黄囊、体蒂以及尿囊等都挤压在一起并包被成一条圆柱状结构,形成脐带(6)。

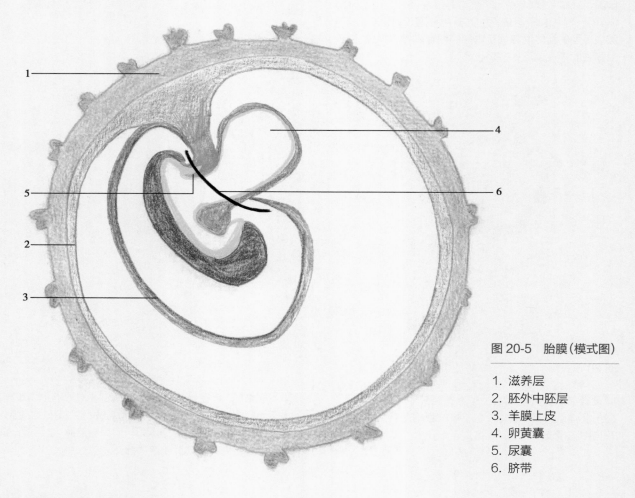

图 20-5 胎膜(模式图)

1. 滋养层
2. 胚外中胚层
3. 羊膜上皮
4. 卵黄囊
5. 尿囊
6. 脐带

羊膜在分娩过程中破裂,此时如果羊水由开放血管或血窦进入母体血液循环,可引起急性肺栓塞、休克、弥散性血管内凝血、肾功能衰竭或突发死亡等严重并发症。

6. 初级绒毛干(模式图)

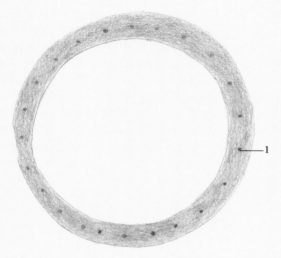

图 20-6A

胚泡植入子宫内膜后,滋养层迅速增生,分化为细胞滋养层和合体滋养层,两层细胞在胚泡表面形成一些绒毛状突起,称为初级绒毛干。绒毛干外层为合体滋养层(1),细胞界限消失。此为绒毛干的横断面。

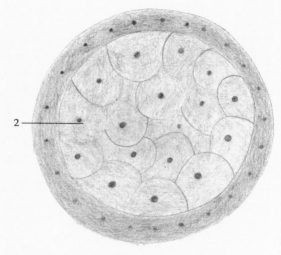

图 20-6B

绒毛干中央为细胞滋养层(2),细胞界限明显。

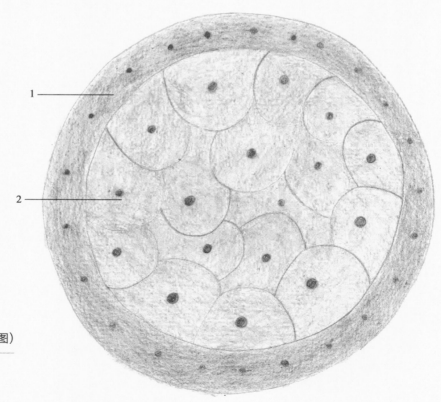

图 20-6 初级绒毛干(模式图)

1. 合体滋养层
2. 细胞滋养层

7. 次级绒毛干(模式图)

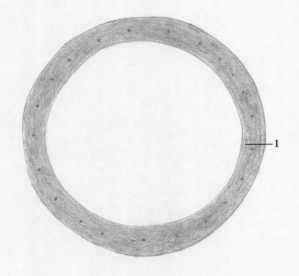

图 20-7A

第 3 周时,胚外中胚层伸入绒毛干内,改称为次级绒毛干。绒毛干外层为合体滋养层(1),细胞界限消失。

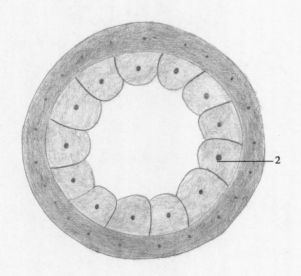

图 20-7B

内侧为细胞滋养层(2),细胞界限明显。

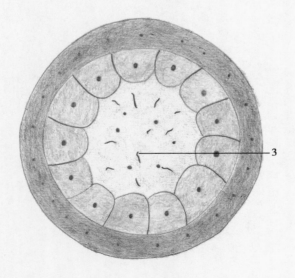

图 20-7C

绒毛干中央为胚外中胚层(3)。

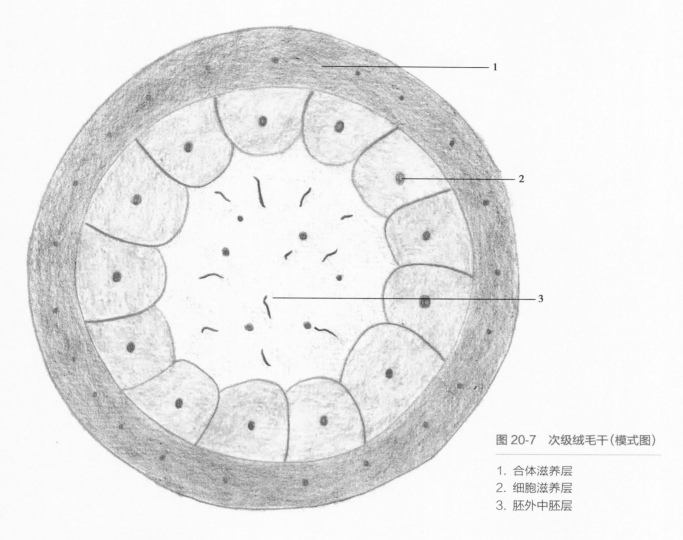

图 20-7　次级绒毛干(模式图)

1. 合体滋养层
2. 细胞滋养层
3. 胚外中胚层

8. 三级绒毛干(模式图)

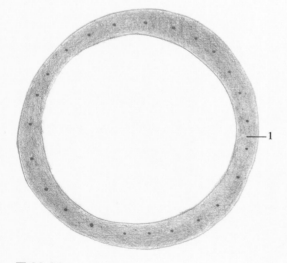

图 20-8A

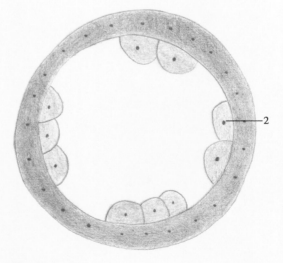

图 20-8B

第 3 周末,胚外中胚层内形成血管网,并与胚体内的血管相通,此时的绒毛改称三级绒毛干。绒毛干外层为合体滋养层(1),细胞界限消失。

内侧为细胞滋养层(2),细胞滋养层变薄。

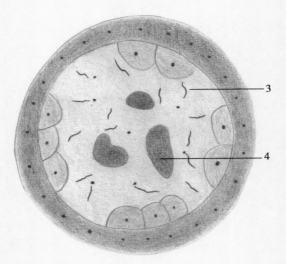

图 20-8C

绒毛干中央为胚外中胚层分化形成的结缔组织(3)
和毛细血管(4)。

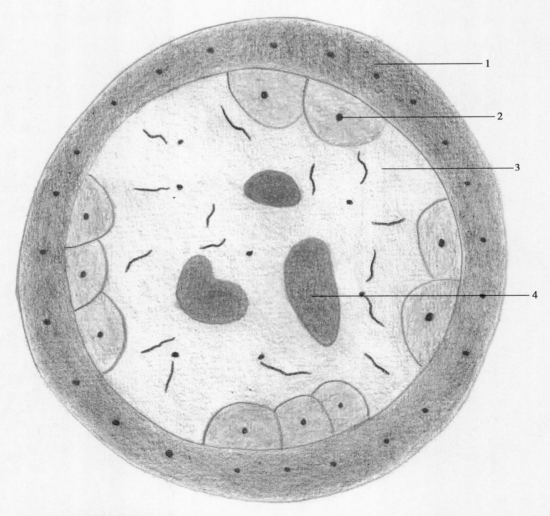

图 20-8 三级绒毛干(模式图)

1. 合体滋养层 2. 细胞滋养层 3. 结缔组织 4. 毛细血管

在胚胎发育的早期,绒毛膜的表面绒毛分布均匀。之后,与底蜕膜相邻的绒毛由于血供充足、营养丰富而生长茂盛,称丛密绒毛膜。与包蜕膜相邻的绒毛因缺乏营养而逐渐退化,变得光滑平坦,称平滑绒毛膜。

绒毛膜滋养层细胞异常增生、间质水肿,而形成大小不一的水泡,水泡间借蒂相连成串,形如葡萄,故名葡萄胎。葡萄胎分为完全性葡萄胎和部分性葡萄胎。完全性葡萄胎只有水泡状胎块,而无胎儿及其附属物;部分性葡萄胎仅部分绒毛病变为水泡,常合并胚胎或胎儿组织,胎儿多已死亡,极少发育为足月儿,且常伴多发性畸形。

9. 胎盘(模式图)

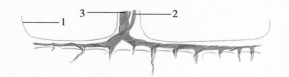

图 20-9A

胎盘是由胎儿的丛密绒毛膜和母体的底蜕膜构成的圆盘状结构。胎儿面光滑,表面覆盖羊膜(1)。脐带附着于中央或偏中央,内有脐动脉(2)和脐静脉(3)。在胎盘的垂直切面上可见胎盘由三层结构组成:胎儿面、中间层和母体面。胎儿面为绒毛膜板。脐血管的分支由脐带附着处向四周呈辐射状走行。

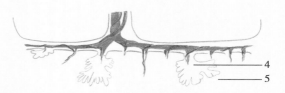

图 20-9B

中间层为绒毛和绒毛间隙。从绒毛膜板发出大约 60 个绒毛干(4),绒毛干的末端以细胞滋养层壳固定于底蜕膜上,每个绒毛干又分出数个分支。绒毛之间的间隙为绒毛间隙(5)。

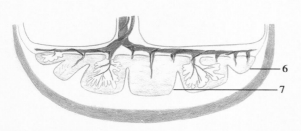

图 20-9C

从底蜕膜(6)上发出若干楔形小隔伸入绒毛间隙,将其分隔为 15~30 个小区,这些小区称为胎盘小叶,分隔这些小区的间隔称为胎盘隔(7)。

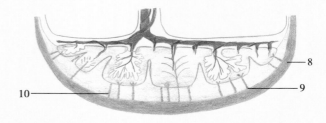

图 20-9D

由子宫肌层(8)发出的子宫螺旋动脉(9)与子宫静脉(10)的分支开口于绒毛间隙,故绒毛间隙内充满母体血液,绒毛浸润其中。

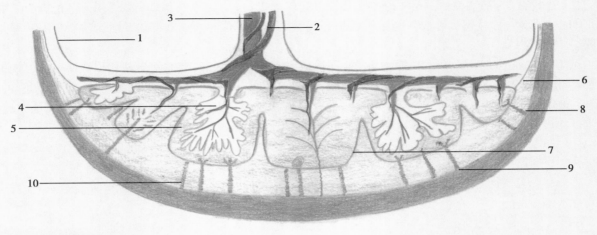

图 20-9　胎盘（模式图）

| 1. 羊膜 | 2. 脐动脉 | 3. 脐静脉 | 4. 绒毛干 | 5. 绒毛间隙 |
| 6. 底蜕膜 | 7. 胎盘隔 | 8. 子宫肌层 | 9. 子宫螺旋动脉 | 10. 子宫静脉 |

　　胎盘内有母体和胎儿两套独立的血液循环通路，母体的血液来自螺旋动脉，经绒毛间隙，最终汇入子宫静脉，胎儿的血液发自脐动脉，至绒毛内毛细血管，最终汇入脐静脉，二者的血液互不相混，但可以通过胎盘膜进行物质交换。

　　胎盘多在胎儿娩出后 15min 内娩出，若超过 30min 胎盘仍不排出，胎盘剥离面血窦不能关闭而导致产后出血。

10.　胎盘膜（早期）（模式图）

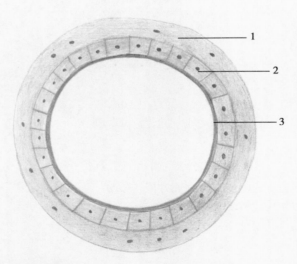

图 20-10A

在胎盘小叶内，绒毛的毛细血管中流动着胎儿的血液，绒毛间隙中流动着母体的血液。胎儿血与母体血在胎盘内进行物质交换所通过的薄层结构称为胎盘膜。胎盘膜外面为合体滋养层（1）、细胞滋养层（2）及其基膜（3）。

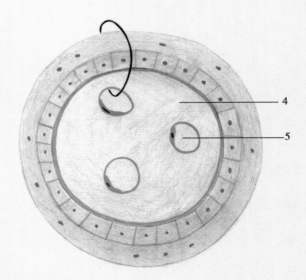

图 20-10B

内侧有绒毛内的结缔组织和毛细血管。早期胎盘膜较厚，由合体滋养层、细胞滋养层和基膜、绒毛内薄层结缔组织（4）、毛细血管（5）基膜和内皮组成。

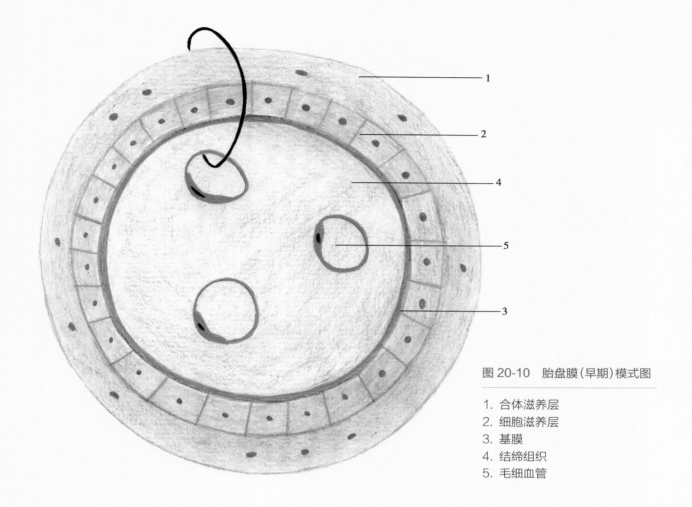

图 20-10　胎盘膜（早期）模式图

1. 合体滋养层
2. 细胞滋养层
3. 基膜
4. 结缔组织
5. 毛细血管

11. 胎盘膜（后期）（模式图）

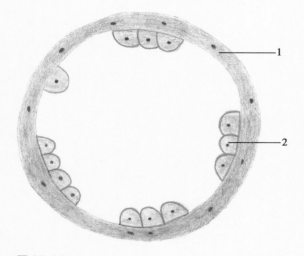

图 20-11A

胎盘膜发育后期，外面依旧为合体滋养层（1），但内侧的细胞滋养层（2）变薄，在很多部位消失。

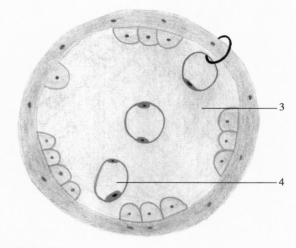

图 20-11B

绒毛内结缔组织（3）也变薄，胎盘膜仅由合体滋养层及其基膜和毛细血管（4）内皮及其基膜构成。

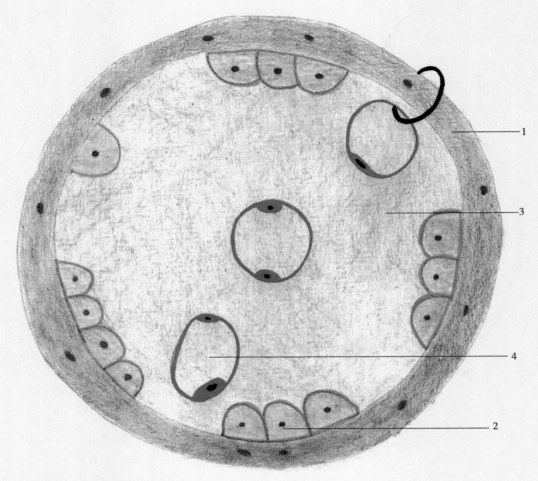

图 20-11 胎盘膜（后期）（模式图）

1. 合体滋养层　　2. 细胞滋养层　　3. 结缔组织　　4. 毛细血管

　　胎盘的物质交换功能是通过胎盘膜实现的,很多细菌和其他病原微生物不能通过胎盘膜,但某些病毒、药物可通过胎盘膜,影响胎儿发育。

（周　欣）

第二十一章　颜面的发生

知识导读:

1. 颜面的外观演化至初具人貌的过程是怎样的?
2. 为避免唇裂畸形的发生,孕妇应该特别注意在哪个时期不要接触致畸因子?

颜面的发生

1. 4 周末人胚颜面发生

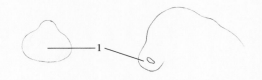

图 21-1A

人胚第 4 周,扁平状的胚盘通过卷折逐渐形成 C 形的圆柱状胚体。神经管头端迅速膨大形成脑泡,脑泡腹侧的间充质增生,使胚体头端弯向腹侧形成较大的圆形隆起,称额鼻突(1)。

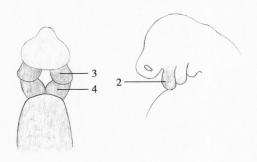

图 21-1B

人胚第 22~29 天,头部两侧的间充质迅速增生,由头端至尾端逐渐形成 6 对左右对称、背腹走向的弓形隆起,称鳃弓(2)。第 1 对鳃弓出现后不久,其腹侧份迅速分为上、下两支,分别称为上颌突(3)和下颌突(4)。

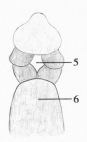

图 21-1C

正面观察胚体头部,颜面是由上方的额鼻突以及左、右两侧的上颌突和下颌突共 5 个隆起所围成,当中的凹陷称口凹(5),即原始口腔。与此同时,心脏的发育使原始口腔下方也形成一个较大的隆起,称心隆起(6)。

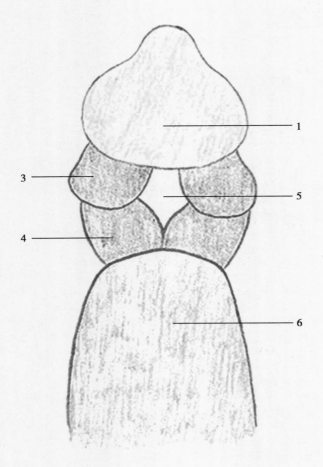

图 21-1　4 周末人胚颜面发生

1. 额鼻突
3. 上颌突
4. 下颌突
5. 口凹
6. 心隆起

2. 6 周末人胚颜面发生

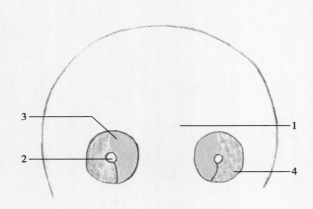

图 21-2A

在第 4 周末，额鼻突（1）下缘两侧的外胚层增生，左、右各形成一个卵圆形的增厚区，称鼻板。鼻板中央凹陷形成鼻窝（2），鼻窝下缘以一条细沟与原始口腔相通。鼻窝内、外侧的间充质增生形成隆起，分别称为内侧鼻突（3）和外侧鼻突（4）。

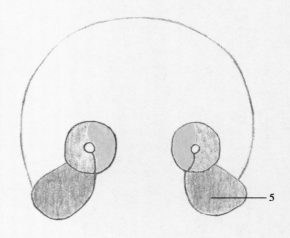

图 21-2B

左、右上颌突（5）逐渐向腹侧中线生长，逐渐与外侧鼻突融合。

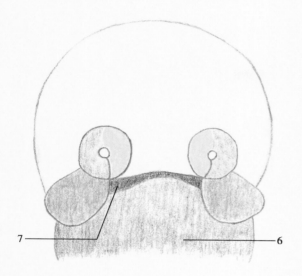

图 21-2C

左、右下颌突（6）在腹侧中线融合。当中的凹陷为口凹（7）。

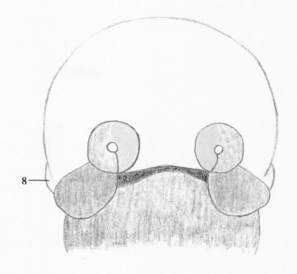

图 21-2D

眼原基（8）最初是在额鼻突下缘的外侧，两眼相距较远。

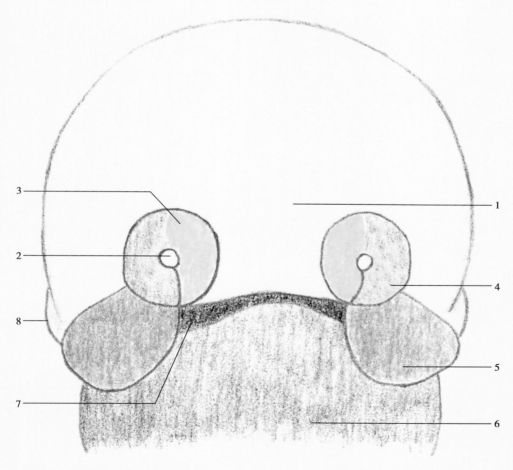

图 21-2　6 周末人胚颜面发生

1. 额鼻突
2. 鼻窝
3. 内侧鼻突
4. 外侧鼻突
5. 上颌突
6. 下颌突
7. 口凹
8. 眼原基

3. 8周末人胚颜面发生

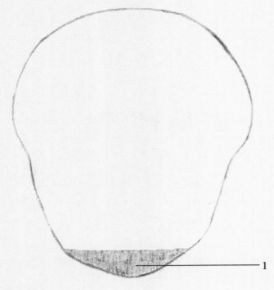

图 21-3A

左、右下颌突（1）在腹侧中线融合后并进一步形成下颌和下唇。

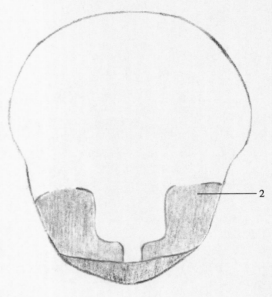

图 21-3B

左、右上颌突（2）逐渐向腹侧中线生长，逐渐与外侧鼻突融合，发育形成上唇的外侧部分以及上颌。

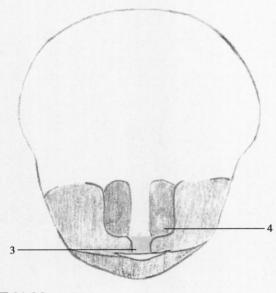

图 21-3C

两侧的鼻窝亦彼此靠拢，左、右内侧鼻突逐渐在中线融合，下缘向下方迁移而与上颌突融合。两个内侧鼻突在中央相互融合的部分形成人中（3）和上唇的正中部分，外侧鼻突（4）参与形成鼻外侧壁与鼻翼。

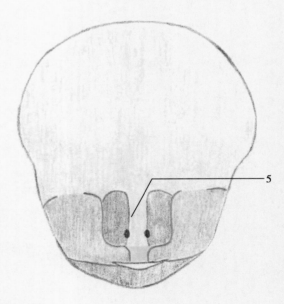

图 21-3D

额鼻突的下部正中组织呈嵴状增生，形成鼻梁（5）和鼻尖，其上部发育形成前额。随着鼻梁、鼻尖等鼻外部结构的形成，原来向前方开口的鼻窝逐渐转向下方，形成外鼻孔。

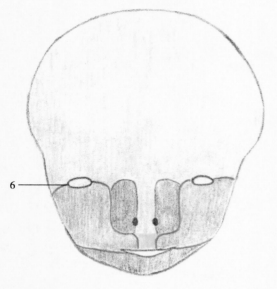

图 21-3E

随着脑的迅速发育及颜面的形成,两眼(6)逐渐向中线靠近,并转向前方,处于同一平面。

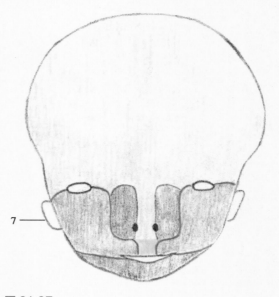

图 21-3F

外耳道由第 1 鳃沟演变而成,鳃沟周围的间充质增生形成耳郭。外耳(7)的位置最初很低,后来随着下颌与颈的发育而被推向后上方。

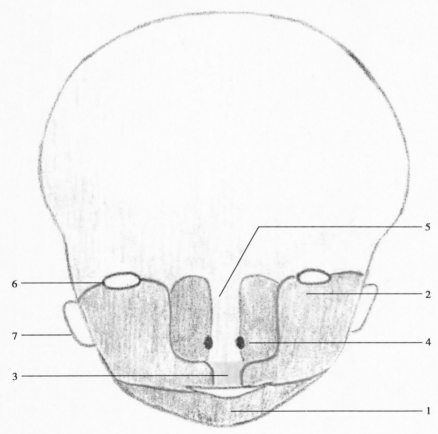

图 21-3　8 周末人胚颜面发生

1. 下颌突
2. 上颌突
3. 人中
4. 外侧鼻突
5. 鼻梁
6. 眼
7. 外耳

　　颜面的形成与额鼻突及第 1 对鳃弓密切相关。颜面是由上方的额鼻突以及左、右两侧的上颌突和下颌突共 5 个隆起包围口凹形成。颜面的形成是从两侧向正中方向发展的,至第 2 个月末,胚胎颜面初具人貌。颜面的形成过程发生在人胚发育的第 4~8 周,故在此期间孕妇要尽量避免接触致畸因子。

（宫琳琳）

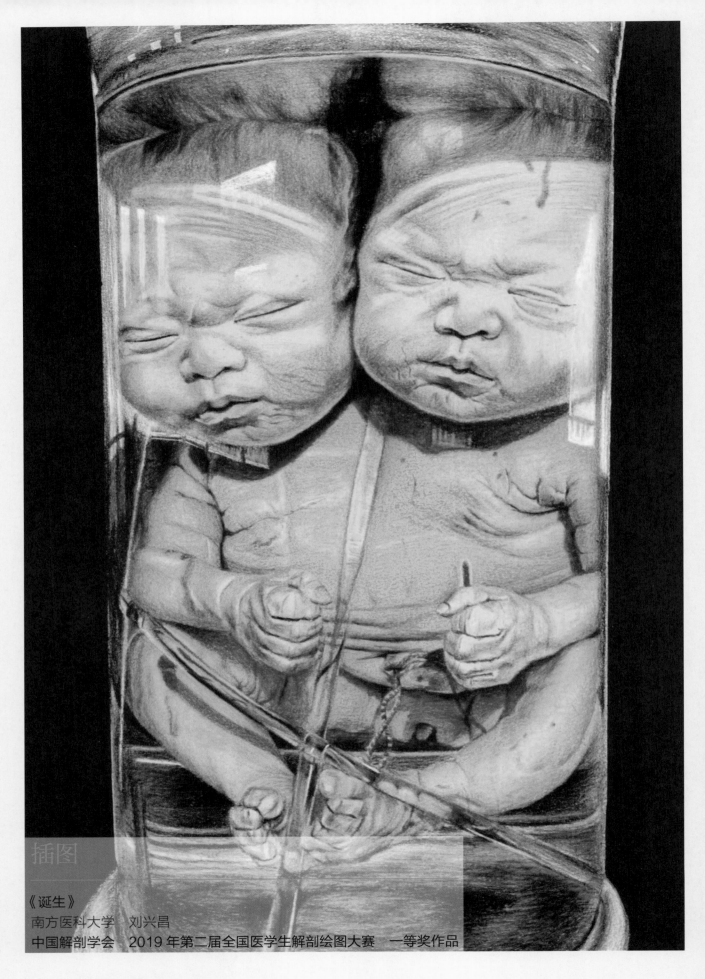

《诞生》

南方医科大学　刘兴昌

中国解剖学会　2019年第二届全国医学生解剖绘图大赛　一等奖作品

第二十二章　消化系统和呼吸系统的发生

知识导读：

1. 为什么有的新生儿在啼哭时脐部会膨出一个囊状的结构？
2. 如果新生儿时期有粪便从脐部流出，是何原因？
3. 为什么有的人内脏器官的位置会与正常人不同？

消化系统的发生

1. 咽的发生和咽囊的演变

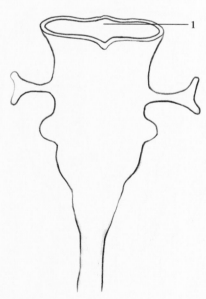

图 22-1A

前肠头端膨大的部分为原始咽(1)，呈左右宽、背腹扁、头端粗、尾端细的漏斗状。在原始咽的侧壁有 5 对囊状的突起，称咽囊。

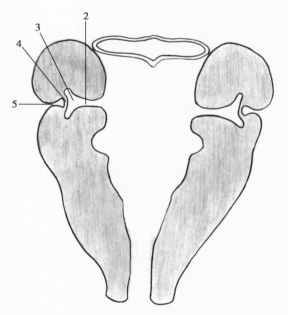

图 22-1B

第 1 对咽囊内侧份逐渐向外伸长，演化为咽鼓管(2)；其末端膨大，形成中耳鼓室(3)；其顶部的鳃膜分化为鼓膜(4)。鼓膜外侧为第 1 鳃沟，形成外耳道(5)。

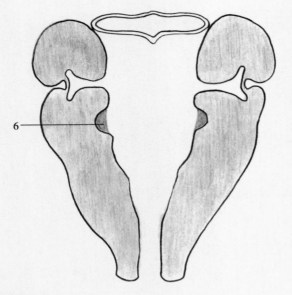

图 22-1C

第 2 对咽囊腹侧份逐渐退化,内侧份残留的浅窝演化为腭扁桃体(6)隐窝,其内胚层分化为扁桃体的表面上皮和隐窝上皮;上皮下的间充质分化为结缔组织,淋巴细胞逐渐迁移至此,并大量增殖。

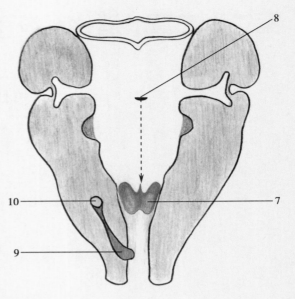

图 22-1D

原始咽底壁正中线是甲状腺(7)原基,上段退化消失称舌盲孔(8)。第 3 对咽囊腹侧份上皮增生,逐渐形成左、右两条细胞索,并向胚体尾侧延伸,在未来的胸骨柄后方部位愈合,形成胸腺(9)原基,并因原细胞索的根部退化而与咽囊脱离。背侧份上皮增生,下移至甲状腺原基背侧,分化为下一对甲状旁腺(10)。

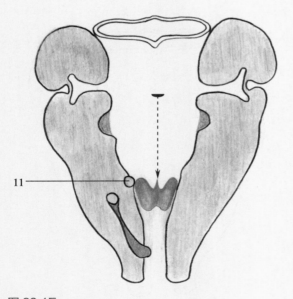

图 22-1E

第 4 对咽囊的腹侧份退化,背侧份增生并迁移至甲状腺原基的背侧上部,分化为上一对甲状旁腺(11)。

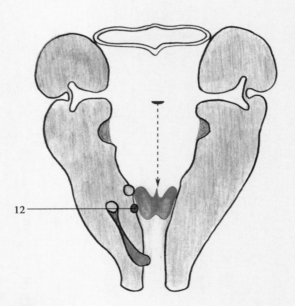

图 22-1F

第 5 对咽囊很小,只形成一细胞团,称后鳃体(12)。后鳃体的部分细胞迁移至甲状腺原基,逐渐分化为甲状腺内的滤泡旁细胞。

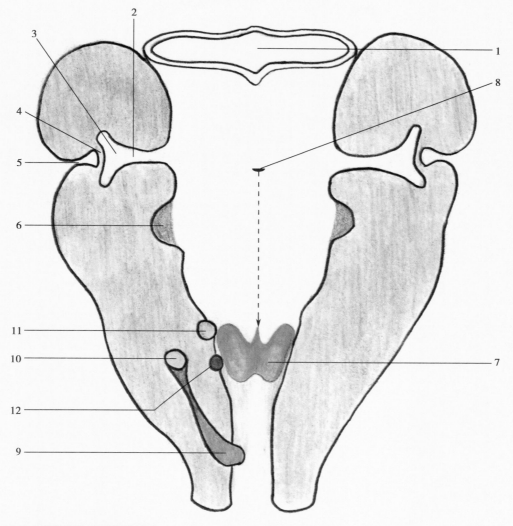

图 22-1　咽的发生和咽囊的演变

1. 原始咽	2. 咽鼓管	3. 中耳鼓室	4. 鼓膜
5. 外耳道	6. 腭扁桃体	7. 甲状腺	8. 舌盲孔
9. 胸腺	10. 下一对甲状旁腺	11. 上一对甲状旁腺	12. 后鳃体

　　前肠头端的原始咽，呈左右宽、背腹扁、头端粗、尾端细的漏斗状，侧壁有 5 对突起的咽囊，分别与其外侧的 5 对鳃沟相对。随着胚的发育，咽囊逐渐演化为成体的一些重要结构。

2. 原始消化管的早期演变

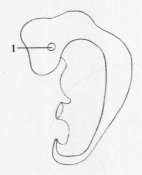

图 22-2A

人胚发育至第 3 周末,由于三胚层胚盘的头尾和周边向腹侧卷折的原因,胚体逐渐由扁盘状卷折为圆柱形。可见眼原基(1)。

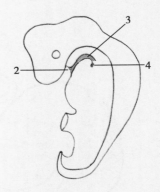

图 22-2B

原始消化管的头端膨大成原始咽,与口凹相对处被口咽膜(2)封闭。原始咽(3)逐渐分化为咽鼓管、鼓室、腭扁桃体隐窝、胸腺、甲状旁腺、甲状腺。原始咽的尾端腹侧形成喉气管憩室(4),以后演变为喉、气管、支气管和肺。

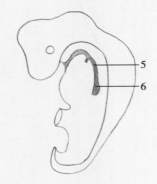

图 22-2C

原始咽尾侧的一段原始消化管演变为食管(5)。食管尾端的前肠形成梭形膨大的胃(6)。

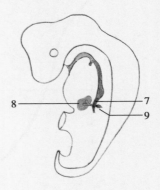

图 22-2D

胃的尾侧形成凸向腹侧的 C 字形的十二指肠襻(7)。前肠末端近卵黄囊处的腹侧内胚层细胞增殖,向腹侧突起形成肝憩室(8),以后分化为肝和胆囊。胰腺来源于背胰芽(9)和腹胰芽。

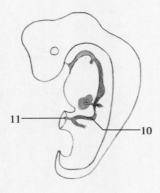

图 22-2E

中肠增长速度远比胚体快,形成凸向腹侧的 U 字形的中肠襻(10),顶部与卵黄管(11)通连。分化为十二指肠下段至横结肠的右 2/3 部。

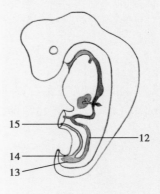

图 22-2F

后肠(12)的尾端膨大成泄殖腔(13),其腹侧与肛凹相对处被泄殖腔膜(14)封闭。腹侧与尿囊(15)相通连。后肠分化为横结肠的左 1/3 至肛管上段。

200　第二部分　胚 胎 学

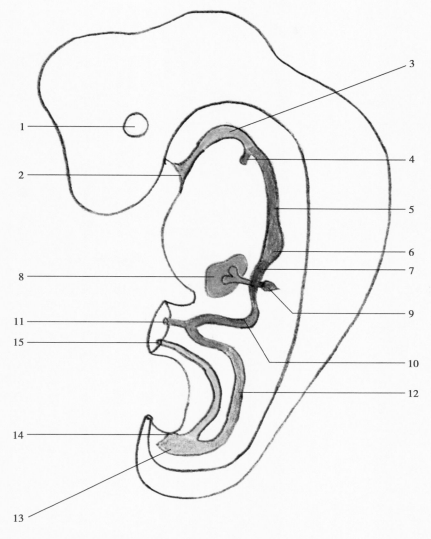

图 22-2　原始消化管的早期演变

1. 眼原基	2. 口咽膜	3. 原始咽	4. 喉气管憩室	5. 食管
6. 胃	7. 十二指肠襻	8. 肝憩室	9. 背胰芽	10. 中肠襻
11. 卵黄管	12. 后肠	13. 泄殖腔	14. 泄殖腔膜	15. 尿囊

原始消化管由前肠、中肠和后肠组成。随着胚胎的发育,前肠逐渐分化为咽、食管、胃、十二指肠的上段、肝、胆、胰以及呼吸系统的原基,中肠逐渐分化为十二指肠下段至横结肠的右 2/3 部,后肠逐渐分化为横结肠的左 1/3 至肛管上段。

如果脐腔未能闭锁,脐腔和腹腔相通,当婴儿啼哭时,腹内压增高,肠管可从脐部膨出,有时会形成嵌顿疝。如果中肠襻顶部的卵黄管未退化,在回肠与脐之间残存一瘘管,出生后,当腹压增高时,肠内容物可通过瘘管从脐部溢出。

3. 胃的发生

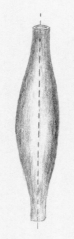

图 22-3A

人胚发育至第 4 周,食管尾端的前肠形成一梭形膨大,即为胃的原基。胃原基以背系膜和腹系膜与体壁相连,并随着食管的伸长向胚体的尾侧移动。

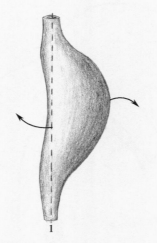

图 22-3B

由于胃背系膜发育增长较快,并向左侧扩展、膨出形成网膜囊和大网膜,致使胃沿胚体纵轴向右顺时针旋转 90°(1)。

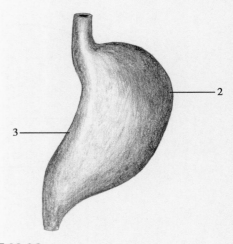

图 22-3C

由于胃背侧缘生长迅速,使胃体向背侧扩展,形成胃大弯(2)。腹侧缘生长缓慢,形成胃小弯(3)。

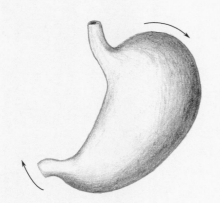

图 22-3D

胃大弯的头端膨出形成胃底。由于肝的发育迅速并固定于横膈偏右,将胃的头端推向左侧;由于十二指肠被固定于腹后壁,故胃的尾端也被固定于腹后壁。

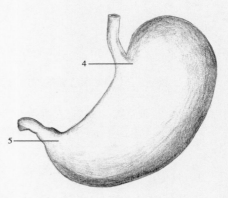

图 22-3E

胃由最初的垂直方位变成了由左上斜向右下的方位,上方是贲门部(4),下方是幽门部(5)。

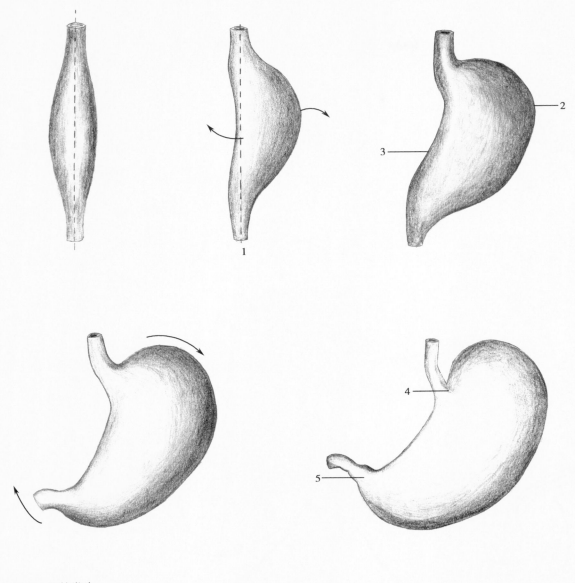

图 22-3　胃的发生

1. 顺时针旋转 90°　　2. 胃大弯　　3. 胃小弯　　4. 贲门部　　5. 幽门部

　　胃的发生过程中,先沿胚体纵轴顺时针旋转 90°,腹侧缘转向右侧,背侧缘转向左侧;后沿腹背轴顺时针旋转 90°,头端向下,尾端向上。纵轴旋转解释了为什么左迷走神经支配前壁和右迷走神经支配后壁。

4. 泄殖腔的分隔

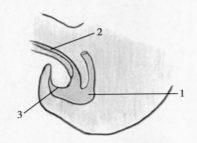

图 22-4A

后肠末端的膨大部分称为泄殖腔(1)。泄殖腔腹侧与尿囊(2)相连,末端由泄殖腔膜(3)封闭。

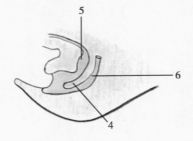

图 22-4B

人胚第 6~7 周,尿囊起始部与后肠之间的间充质增生,形成一镰状隔膜并突入泄殖腔内,称尿直肠隔(4)。尿直肠隔迅速增长,并与泄殖腔膜相连,使泄殖腔被分隔为背、腹两侧份。腹侧份称尿生殖窦(5);背侧份为原始直肠(6)。

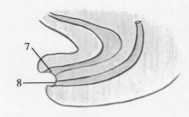

图 22-4C

泄殖腔膜也被尿直肠隔分为背、腹两侧份。腹侧份称尿生殖膜(7),背侧份称肛膜(8)。

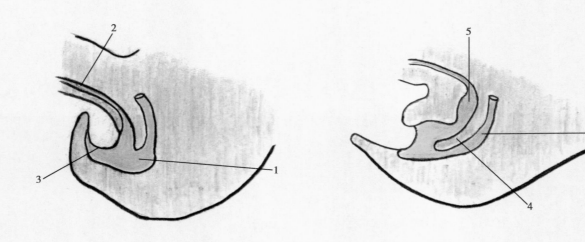

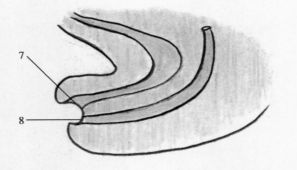

图 22-4　泄殖腔的分隔

1. 泄殖腔
2. 尿囊
3. 泄殖腔膜
4. 尿直肠隔
5. 尿生殖窦
6. 原始直肠
7. 尿生殖膜
8. 肛膜

尿生殖窦将演变成膀胱和尿道；原始直肠将演变成直肠和肛管上段。肛膜外周为一浅凹，称肛凹或原肛。肛膜破裂被吸收后，消化管尾端与外界相通，肛凹加深，并演变为肛管的下段。肛管上段的上皮来自内胚层，下段的上皮来自外胚层，两者之间的分界线称为齿状线。

5. 中肠襻的形成

图 22-5A

人胚第 4 周，胃原基(1)是食管尾端的前肠形成的梭形的膨大。

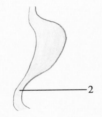

图 22-5B

在胃的尾侧形成十二指肠。十二指肠的生长速度较快，很快形成一凸向腹侧的 C 字形十二指肠襻(2)。

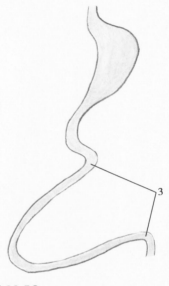

图 22-5C

人胚第 5 周时，中肠增长速度远比胚体快，致使肠管形成一凸向腹侧的 U 字形襻状结构，称中肠襻(3)。

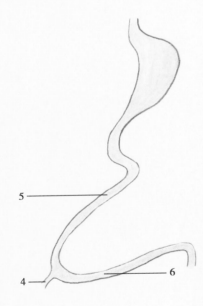

图 22-5D

中肠襻的顶部与卵黄管(4)通连。卵黄管以上的肠襻为头支(5)，卵黄管以下的肠襻为尾支(6)。

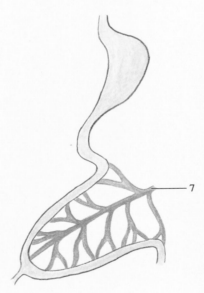

图 22-5E

中肠襻的腹系膜退化消失，而背系膜将中肠襻固定于腹后壁。肠系膜上动脉(7)走行于中肠襻系膜的中轴部位。

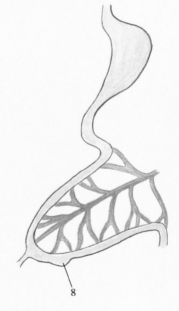

图 22-5F

人胚第 6 周，中肠襻尾支近卵黄囊处发生一囊状的突起，称盲肠突(8)，是大肠和小肠的分界线，也是盲肠和阑尾的原基。

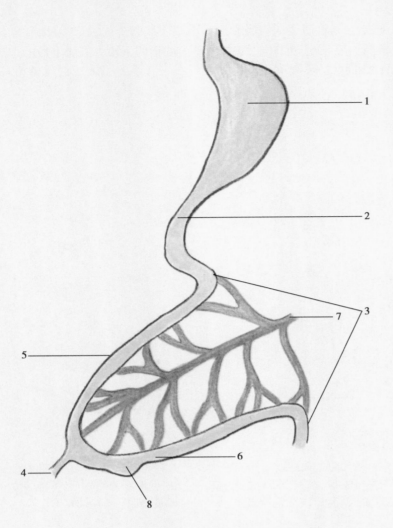

图 22-5　中肠襻的形成

1. 胃原基
2. 十二指肠襻
3. 中肠襻
4. 卵黄管
5. 头支
6. 尾支
7. 肠系膜上动脉
8. 盲肠突

6. 中肠襻的旋转

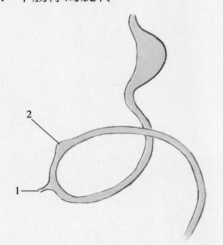

图 22-6A

人胚第 6 周中肠襻突入脐带内的胚外体腔，
形成胚时期的生理性脐疝。中肠襻顶部与卵
黄管（1）通连，尾支上可见盲肠突（2）。

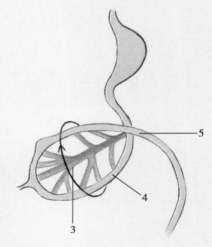

图 22-6B

肠襻以肠系膜上动脉（3）为轴，逆时针方向（从胚
腹面观）旋转 270°，头支（4）转至腹腔左下方，尾
支（5）转至右上方。

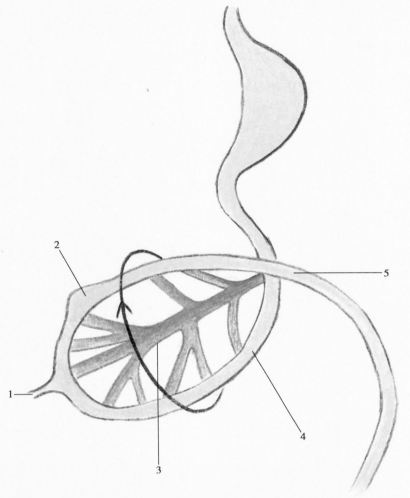

图 22-6 中肠襻的旋转

1. 卵黄管
2. 盲肠突
3. 肠系膜上动脉
4. 头支
5. 尾支

人胚第 6 周,中肠襻突入脐腔,形成胚时期的生理性脐疝。此时,肠襻在脐腔内继续生长,并以肠系膜上动脉为轴,逆时针方向(从胚腹面观)旋转 90°,头支从胚体的头侧转向右侧,尾支从尾侧转向左侧。人胚第 10 周,中肠襻从脐腔退回腹腔,头支在前,尾支在后,并且以肠系膜上动脉为轴继续逆时针方向再旋转 180°,头支逐渐转向腹腔左下方,尾支转向右上方。

若肠襻在退回腹腔过程中出现异常就会形成各种各样的消化管异位,包括未发生旋转,产生左位结肠和反向转位,使应位于横结肠背侧的十二指肠转到了横结肠的腹侧。同时中肠襻旋转异常常伴有其他内脏器官的镜像性异位,比如肝、脾、胰,甚至心、肺的异位。

呼吸系统的发生

7. 喉气管憩室的发生和演变

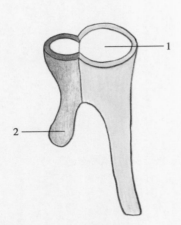

图 22-7A

人胚第 4 周,前肠(1)原始咽的尾端腹侧正中部位出现一条纵行浅沟,称喉气管沟,逐渐加深并从其尾端开始愈合,愈合过程向头端推移,最终形成一个长形盲囊,并向咽的腹侧膨出,称喉气管憩室(2),是喉、气管、支气管和肺发生的原基。喉气管憩室背侧的前肠将发育成食管。

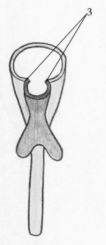

图 22-7B

喉气管憩室和食管之间的间充质增生形成气管食管隔(3)。

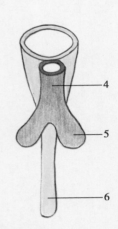

图 22-7C

喉气管憩室的中段发育为气管(4),气管末端逐渐膨大形成左、右两个分支,称肺芽(5),是支气管和肺发生的原基。背侧为食管(6)。

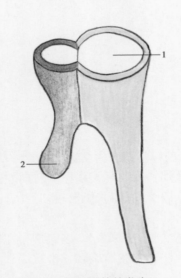

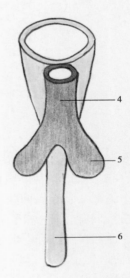

图 22-7 呼吸系统的发生

1. 前肠　　2. 喉气管憩室　　3. 气管食管隔　　4. 气管　　5. 肺芽　　6. 食管

　　喉气管憩室的上端发育为喉,中段发育为气管,气管末端膨大形成左、右两个肺芽,并逐渐发育为支气管和肺。气管和支气管的黏膜上皮由内胚层分化而来,软骨、肌组织和结缔组织由中胚层分化而成。

(宫琳琳)

第二十三章　泌尿系统和生殖系统的发生

知识导读：

---

1. 如果新生儿时期有尿液从脐部流出,是何原因?
2. 什么是多囊肾?
3. 异位肾发生的原因是什么?
4. "阴阳人"是怎么回事?

泌尿系统的发生

1. 前肾、中肾、后肾发生

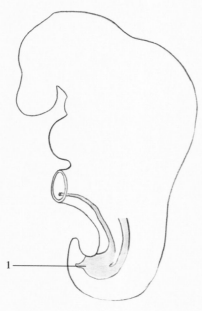

图 23-1A

人胚后肠末端膨大为泄殖腔(1),腹侧与
尿囊相连。

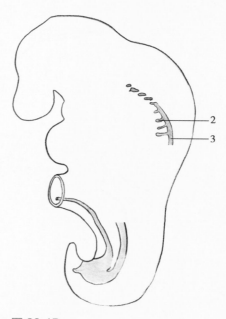

图 23-1B

人胚第 4 周初,颈部体节外侧的生肾节
形成数条横行的上皮性小管,称前肾小管
(2),其内侧开口于胚内体腔,外侧端向尾
部延伸,互相连接形成一条纵行的前肾管
(3)。前肾小管和前肾管组成前肾。

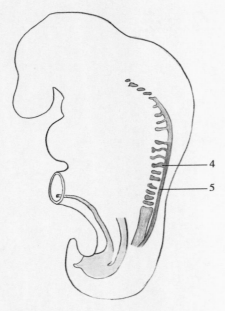

图 23-1C

人胚第 4 周末,中肾嵴内从头端至尾端先后出现许多泡样结构,以后变成横行的 S 形小管,称中肾小管(4)。中肾小管外侧端与中肾管(5)相通。中肾管是由前肾管向尾端迁移而成。

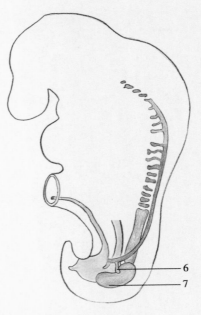

图 23-1D

人胚第 5 周初,中肾管末端在通入泄殖腔之前发出一个盲管,称输尿管芽(6)。输尿管芽向胚体背外侧和头侧方向生长,长入骶部的间介中胚层,并诱导形成生后肾原基(7),包在输尿管芽的末端。

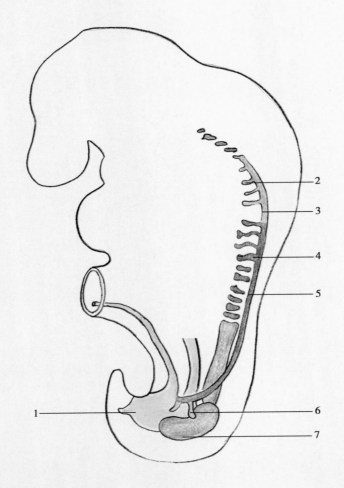

图 23-1　前肾、中肾、后肾发生

1. 泄殖腔
2. 前肾小管
3. 前肾管
4. 中肾小管
5. 中肾管
6. 输尿管芽
7. 生后肾原基

人胚肾的发生经历三个阶段，即从头端向尾端先后形成前肾、中肾和后肾。人胚第4周初，前肾小管和前肾管组成前肾，无泌尿功能，在第4周末退化，接着中肾发生，由中肾小管和中肾管构成，中肾可产生少量尿液。第10周后，中肾退化，仅留下中肾管及尾端小部分中肾小管。第5周初，后肾发生，起源于输尿管芽和生后肾原基。前肾和中肾是生物进化过程的重演，后肾是人的永久肾。

膀胱与脐之间的尿囊缩窄，称脐尿管，若未闭锁，出生后尿液可从脐部漏出，为脐尿瘘。

2. 后肾的发生

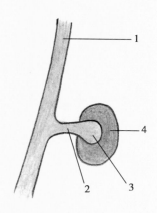

图 23-2A

人胚第5周初，中肾管（1）末端在通入泄殖腔之前发出输尿管芽（2），并向胚体背外侧和头侧方向生长为长入骶部的间介中胚层，可见后肾憩室（3），并诱导形成生后肾原基（4），包在输尿管芽的末端。

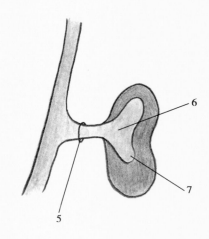

图 23-2B

人胚第6周，输尿管芽开始分支，其主干部分形成输尿管（5），各级分支分别形成肾盂（6），肾盏（7）。

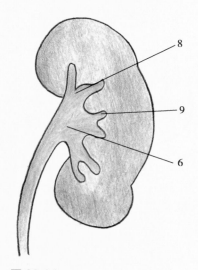

图 23-2C

人胚第6周末，输尿管芽继续分支，形成肾盂（6），肾大盏（8）和肾小盏（9）。

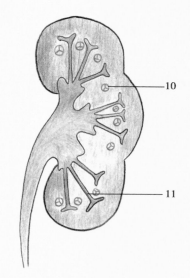

图 23-2D

人胚第7周，输尿管芽反复分支，各级分支分别形成肾盂、肾大盏、肾小盏和集合管（11）。间充质细胞群（10）演变为肾小管各段。

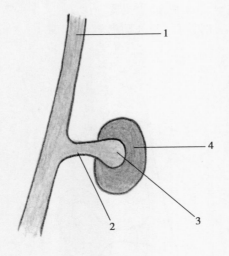
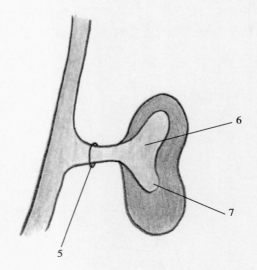
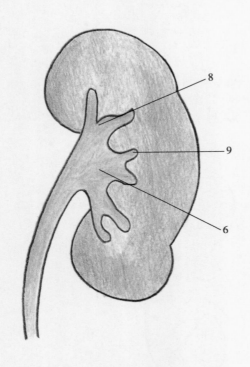
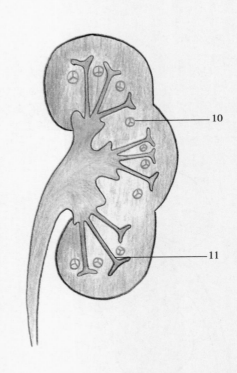

图 23-2 后肾的发生

1. 中肾管　　2. 输尿管芽　　3. 后肾憩室　　4. 生后肾原基　　5. 输尿管　　6. 肾盂

7. 肾盏　　8. 肾大盏　　9. 肾小盏　　10. 间充质细胞群　　11. 集合管

人胎第 3 个月,后肾开始产生尿液,尿液排入羊膜腔,成为羊水的来源之一。肾的原始位置较低,位于盆腔。随着胎儿的生长和输尿管芽的伸展,肾逐渐上升至腰部。当肾在上升过程中受阻,出生后未达到正常位置,称异位肾,常见位于骨盆腔内,也有位于腹腔低位处。

3. 肾单位发生

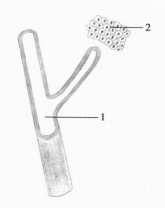

图 23-3A

集合管末端(1)呈 T 形分支,诱导邻近的生后肾原基形成细胞团(2),附于弓形集合管的盲端。

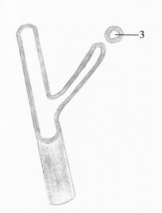

图 23-3B

细胞团逐渐变成小泡(3)。

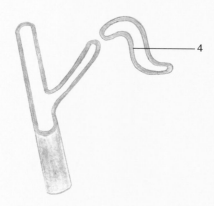

图 23-3C

小泡形成 S 形肾小管(4)。

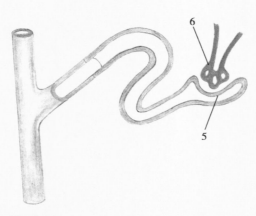

图 23-3D

肾小管的一端与集合管的盲端相连。另一端膨大凹陷形成肾小囊(5),毛细血管深入肾小囊内形成血管球(6),肾小囊与血管球组成肾小体。

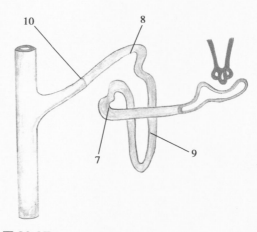

图 23-3E

肾小管逐渐增长,分化成肾小管各段,近端小管(7),远端小管(8)和细段(9)。肾小管与集合管相连部位(10),管腔逐渐相通。

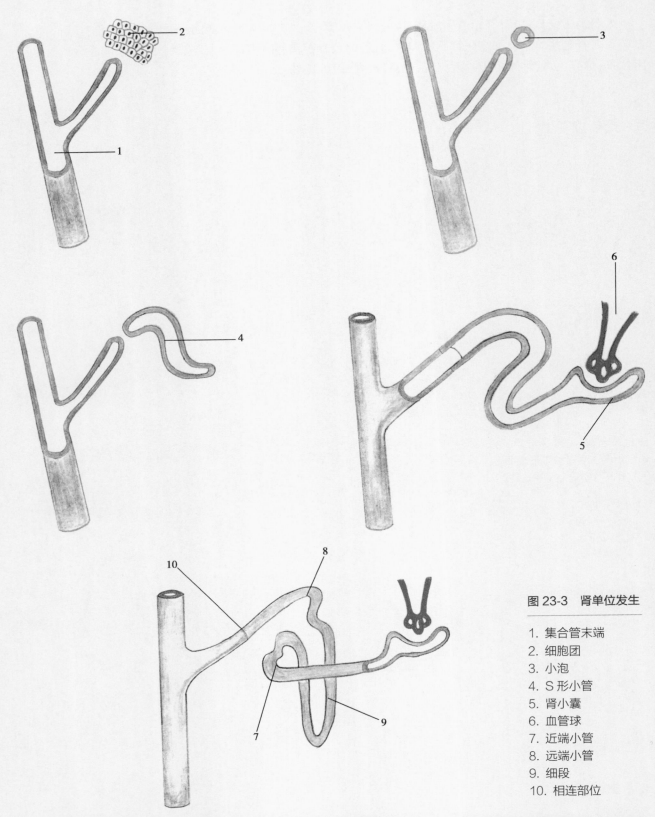

图 23-3　肾单位发生

1. 集合管末端
2. 细胞团
3. 小泡
4. S 形小管
5. 肾小囊
6. 血管球
7. 近端小管
8. 远端小管
9. 细段
10. 相连部位

　　近髓肾单位发生较早,随着集合管末端不断向皮质浅层生长并分支,陆续诱导生后肾原基形成浅表肾单位。胎儿出生后,不再发生新的集合管和肾单位,肾的增大是因为肾单位的生长而不是数目的增多。当集合管与远端小管未接通,或集合管发育异常、管道阻塞,结果使肾单位内产生的尿液积聚,肾内出现许多大小不等的囊泡,而周围肾组织受压、萎缩,形成多囊肾。双侧多囊肾可造成肾功能障碍。

生殖系统的发生

4. 人胚第 4 周原始生殖细胞发生

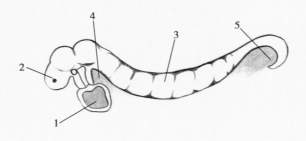

图 23-4A

人胚第 4 周时,口咽膜头端的中胚层形成生心区(1)。
脑由神经管头段演变而来,头段膨大形成三个脑泡(2)。
轴旁中胚层形成体节(3),从胚体表面即能分辨体节。
内胚层在胚体内形成一条纵行的原始消化管,头尾部分
分别为前肠(4)和后肠(5)。

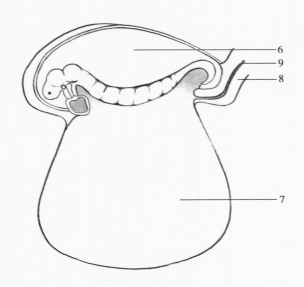

图 23-4B

胚体上方为羊膜腔(6),腔内充满羊水,下方为卵黄囊
(7)。卵黄囊的尾侧壁向体蒂(8)内突入的一个盲囊为
尿囊(9),原始消化管的中肠与卵黄囊相连。

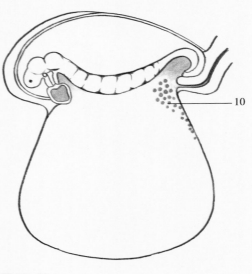

图 23-4C

在靠近尿囊根部的卵黄囊内胚层内出现一些大而
圆的细胞,称原始生殖细胞(10)。

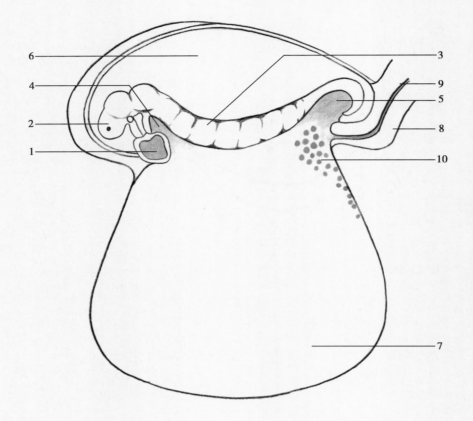

图 23-4　人胚第 4 周
原始生殖细胞发生

1. 生心区
2. 脑泡
3. 体节
4. 前肠
5. 后肠
6. 羊膜腔
7. 卵黄囊
8. 体蒂
9. 尿囊
10. 原始生殖细胞

5. 人胚第 5~6 周原始生殖细胞迁移

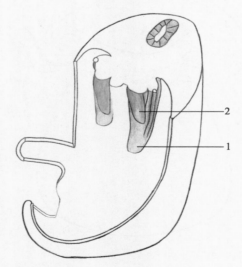

图 23-5A

人胚第 4 周末，间介中胚层形成的生肾索体积增
大，从胚体后壁凸向体腔，形成左右对称的一对纵
行隆起，称尿生殖嵴。以后尿生殖嵴的尾侧出现一
条纵沟，将其分成外侧粗长的中肾嵴(1)和内侧细
短的生殖腺嵴(2)。

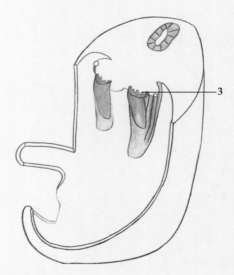

图 23-5B

人胚第 5 周时，生殖腺嵴表面的体腔上皮增
殖，并长入其下方的间充质内，形成许多不
规则的细胞索，称初级性索(3)。

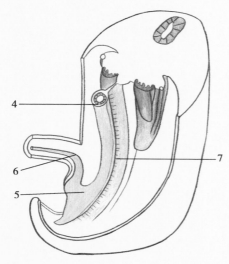

图 23-5C

肠发生于前肠的尾段、中肠和后肠(4),后肠末端膨大的泄殖腔(5)腹侧与尿囊(6)相连。其背系膜(7)与腹后壁融合而被固定,而肠的腹系膜则很早就退化消失。

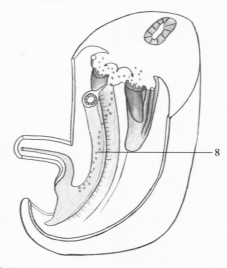

图 23-5D

在第 5~6 周,原始生殖细胞(8)经肠背系膜陆续迁入初级性索。此时的生殖腺尚不能区分是睾丸还是卵巢。

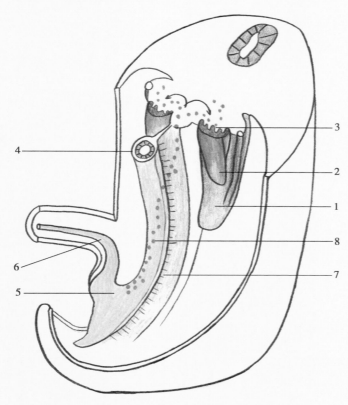

图 23-5　人胚第 5~6 周原始生殖细胞迁移

1. 中肾嵴
2. 生殖腺嵴
3. 初级性索
4. 后肠
5. 泄殖腔
6. 尿囊
7. 背系膜
8. 原始生殖细胞

　　生殖腺由生殖腺嵴的体腔上皮、上皮下方的间充质及迁入的原始生殖细胞共同发育形成。阴阳人是因性分化异常导致的性别畸形,患者的外生殖器形态介于男女两性之间,很难以外生殖器的形态区分个体的性别。按体内所含生殖腺的不同,两性畸形可分为三种:真两性畸形,极为罕见,患者的外生殖器及第二性征介于男女性之间,体内同时有睾丸和卵巢,性染色体属嵌合型,具有 46,XY 和 46,XX 两种核型;男性假两性畸形,生殖腺为睾丸,核型为 46,XY,因雄激素分泌不足导致外生殖器向女性方向不完全分化;女性假两性畸形,生殖腺为卵巢,核型为 46,XX,因肾上腺分泌雄激素过多,使外生殖器向男性方向不完全分化。

(宫琳琳)

第二十四章　循环系统的发生

知识导读：

1. 房间隔缺损为什么是成人最常见的先天性心脏病？
2. 为何新生儿上半身比较丰满,下半身相对瘦弱？

原始心血管系统的建立

1. 原始心血管系统(第 4 周)

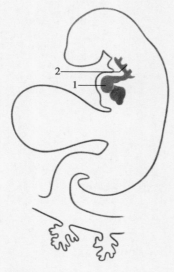

图 24-1A

第 4 周胚体侧面观,心管(1)头端红色为动脉端,尾端蓝色为静脉端。动脉端 6 对弓动脉(2)与背主动脉相连。

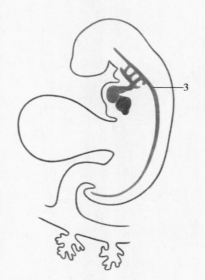

图 24-1B

背主动脉(3)位于原始消化管背侧,沿途发出许多分支。

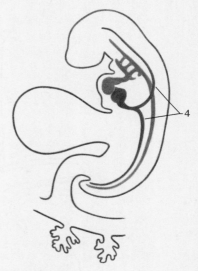

图 24-1C

前、后主静脉(4)各一对汇合成左、右总主静脉,分别开口于心管尾端静脉窦的左、右角。

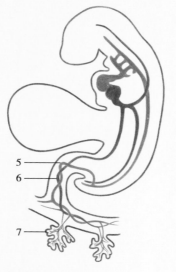

图 24-1D

背主动脉尾部腹侧发出 1 对脐
动脉(5)分支为毛细血管,再汇
集为脐静脉(6)通向静脉窦,毛
细血管分布于绒毛膜(7)。

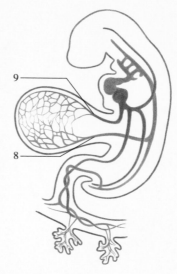

图 24-1E

背主动脉腹侧发出卵黄动脉(8),
分支为毛细血管分布于卵黄囊,
汇集为卵黄静脉(9)通向静脉窦。

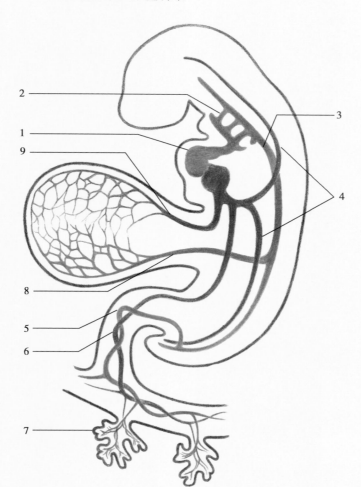

图 24-1 原始心血管系统(第 4 周)

1. 心管
2. 弓动脉
3. 背主动脉
4. 前、后主静脉
5. 脐动脉
6. 脐静脉
7. 绒毛膜
8. 卵黄动脉
9. 卵黄静脉

第三周末,胚体内、外形成 3 套血液循环,分别为胚体循环、脐循环和卵黄囊循环。

心脏的发生

2. 心脏外形的演变

图 24-2A~ 图 24-2F 为心脏外形演变的渐进过程图,图 24-2A 和图 24-2F 为正面观,图 24-2B~ 图 24-2E 为左侧面观。

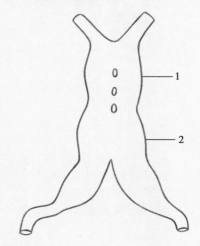

图 24-2A

正面观,左、右心管逐渐向中央汇聚融合,心管各部生长速度不同,出现膨大,图中 2 个膨大由头端至尾端分别为心球(1)和心室(2)。

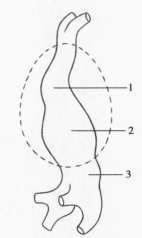

图 24-2B

左侧面观,心管的头端与动脉相连,尾端与静脉相连,两端固定,心管各段因生长速度不同,出现三个膨大,由头端向尾端依次称心球(1)、心室(2)和心房(3)。

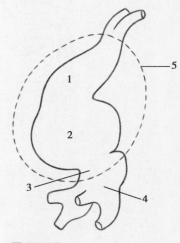

图 24-2C

心房膨大的尾端出现静脉窦(4),分左、右角。由于心管两端固定于心包(5)上,游离部的生长速度快于心包腔扩展的速度,因而心球和心室形成 U 形的球室袢。

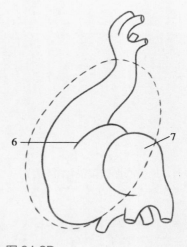

图 24-2D

球室袢凸向右、腹和尾侧生长,球、室之间出现心球心室沟(6)。心房(7)渐移向心室背侧。

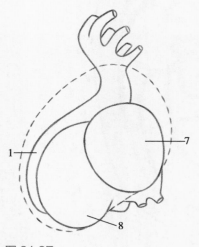

图 24-2E

心房渐移向心室背侧头端,继而静脉窦也移至心房的背面尾侧,以窦房孔与心房通连,左侧面观几个膨大分别为心球(1)、左心房(7)和左心室(8)。

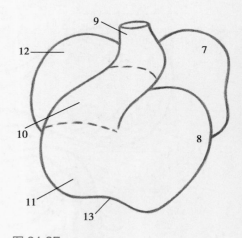

图 24-2F

正面观,心脏呈 S 形弯曲,心房向左、右扩展,膨出于动脉干(9)的两侧,动脉干下方演变为心圆锥部(10)。房室沟加深,房室之间形成狭窄的房室管,心球尾段膨大演变为右心室(11),原来的心室成为左心室。图中所绘的其他结构分别为左心房(7)、左心室(8)、右心房(12)和室间沟(13)。

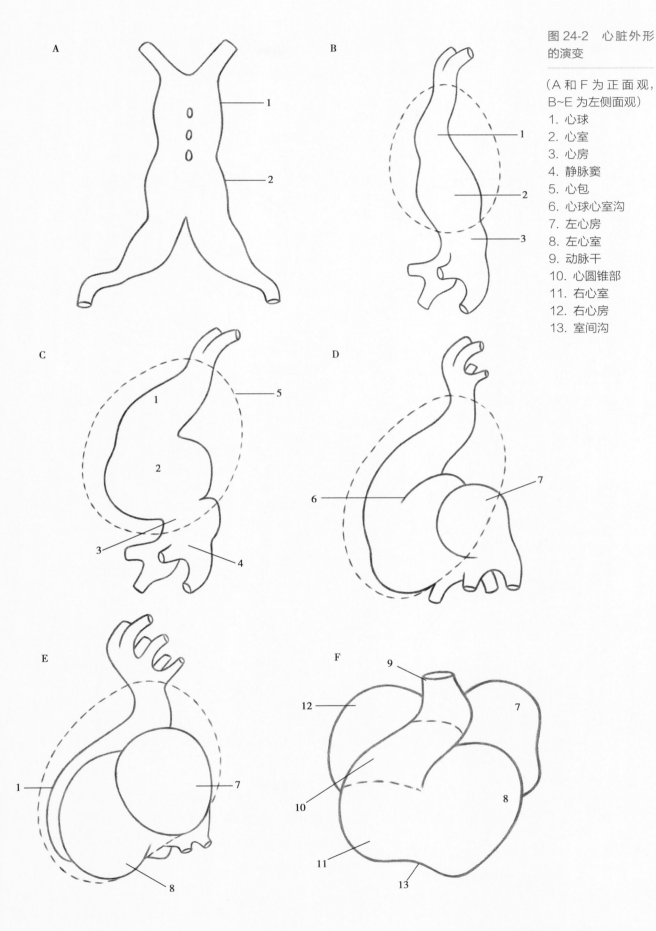

图 24-2　心脏外形的演变

（A 和 F 为正面观，B~E 为左侧面观）

1. 心球
2. 心室
3. 心房
4. 静脉窦
5. 心包
6. 心球心室沟
7. 左心房
8. 左心室
9. 动脉干
10. 心圆锥部
11. 右心室
12. 右心房
13. 室间沟

心脏外形在演变过程中,由长管状卷折为 U 形,继而变为 S 形,至第五周末,心脏初具成体心脏外形,同时,心脏内部在进行分隔。

3. 心脏内部的分隔

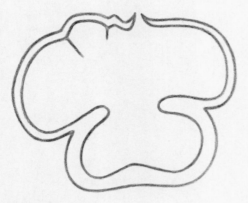

图 24-3A

第 5 周胚胎心脏冠状切面背侧壁,此时心房扩大速度较快,房室沟加深,房室之间为狭窄的房室管。

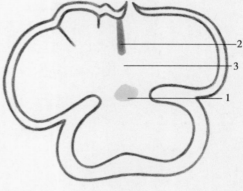

图 24-3B

房室管背、腹侧壁的心内膜组织增生,并对向生长融合形成心内膜垫(1),将房室管分为左、右房室孔。

原始心房的顶部背侧壁的中央出现一个薄的半月形的第一房间隔(2),向心内膜垫方向生长,与心内膜垫之间暂留第一房间孔(3)。

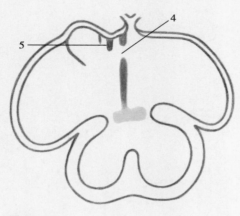

图 24-3C

第一房间隔上部的中央出现第二房间孔(4),第一房间孔逐渐封闭。之后在第一房间隔的右侧,从心房顶端腹侧壁再长出一个较厚的第二房间隔(5)。

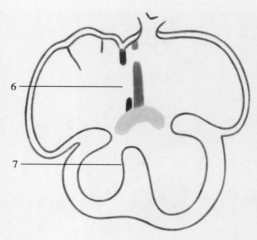

图 24-3D

第二房间隔向心内膜垫生长,其前、后缘与心内膜垫接触时,下方留有一卵圆孔(6)。心室底壁组织向上凸起形成较厚的室间隔肌部(7)。此隔向心内膜垫方向生长与心内膜垫间留有室间孔。

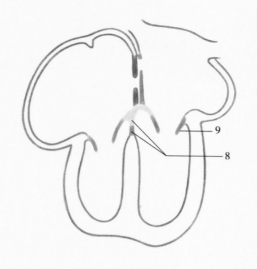

图 24-3E

心球和动脉干腔面组织增厚,形成心球嵴和动脉干嵴各一对,向下延伸,与室间隔肌部的前、后缘融合(绿色),室间孔其余部分由心内膜垫组织封闭,共同形成室间隔膜部(8)。围绕房室孔的间充质增生,并向腔内隆起形成房室瓣(9)。

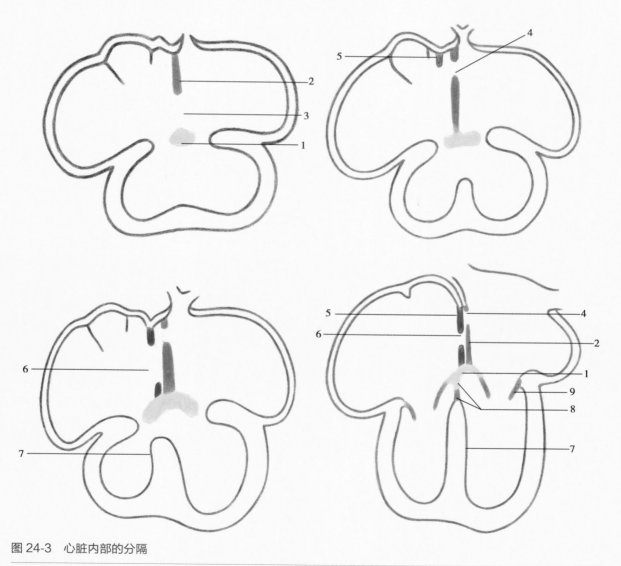

图 24-3 心脏内部的分隔

| 1. 心内膜垫 | 2. 第一房间隔 | 3. 第一房间孔 | 4. 第二房间孔 | 5. 第二房间隔 |
| 6. 卵圆孔 | 7. 室间隔肌部 | 8. 室间隔膜部 | 9. 房室瓣 |

心脏各部的分隔是同时进行的,约在第 5 周末完成。房室管由心内膜垫分为左右两部分;心房由第一房间隔和第二房间隔分隔,胚胎时期左、右心房之间有卵圆孔相通,血液可以从右心房流向左心房;心室由肌性室间隔和膜性室间隔分隔;房和室之间形成房室瓣。心房的分隔较其他部位的分隔更繁琐,房间隔缺损是发病率较高的先天性心脏病。

4. 心房的形成

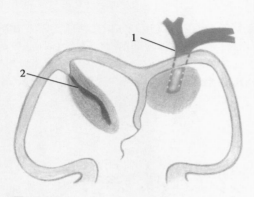

图 24-4A

原始左心房最初只有一条肺静脉(1)通入,此静脉分左右属支,再各分为两支。静脉窦右角(2)通向右心房。

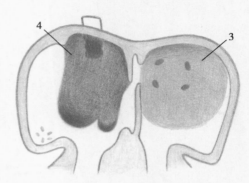

图 24-4B

7~8 周,原始心房扩展较快,肺静脉根部及其左、右属支被吸收并入左心房形成左心房的平滑部(3),4 条肺静脉直接开口于左心房;静脉窦右角逐渐变大并入右心房,形成右心房平滑部(4)。

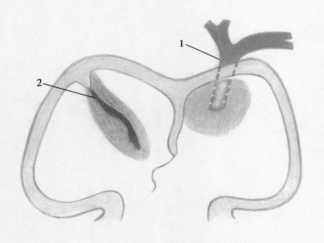

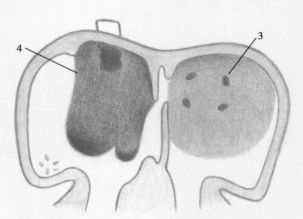

图 24-4 心房的形成

1. 肺静脉根部　　2. 静脉窦右角　　3. 左心房平滑部　　4. 右心房平滑部

原始心房在发育过程中,由于血流动力学变化,心房内血管丰富的部位向外不断扩展,形成心房平滑部,而原始心房逐渐演变为心耳。

5. 法洛四联症

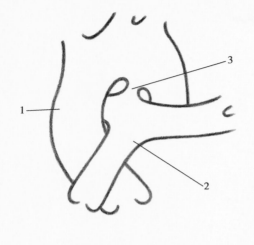

图 24-5A

由于主动脉肺动脉隔偏向肺动脉，导致主动脉(1)心室口较宽，肺动脉(2)狭窄，二者之间有动脉导管(3)相连。主动脉弓上留有弓动脉开口。

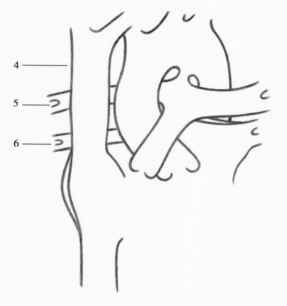

图 24-5B

上腔静脉(4)开口于右心房，肺动脉分支形成左、右肺动脉(5)，两侧肺静脉(6)注入左心房。

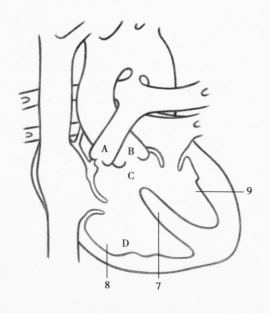

图 24-5C

此图为心室壁冠状断面和房室瓣。由于偏位的主动脉肺动脉隔难以延伸形成完整的室间隔(7)，其下留有室间孔，右心室射血压力增加渐致右心室(8)肥大，左心室(9)相对正常。法洛四联症的 4 个特点标示为 ABCD：A. 肺动脉狭窄，B. 主动脉骑跨，C. 室间隔缺损，D. 右心室肥大。

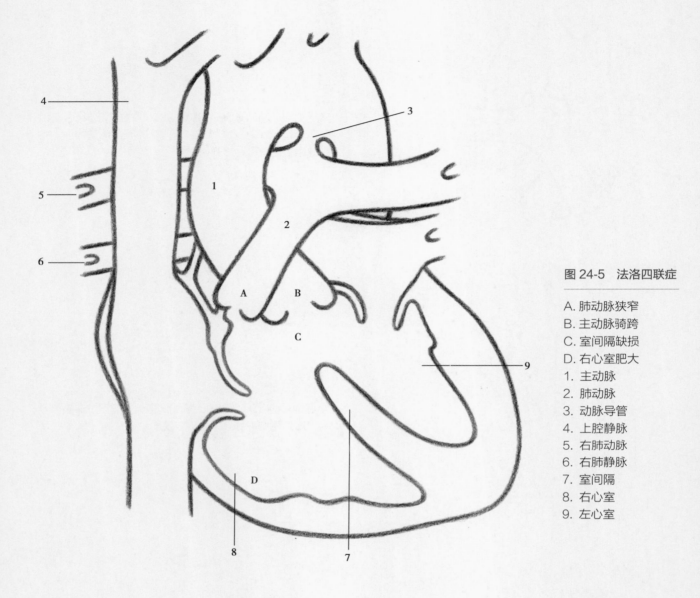

图 24-5 法洛四联症

A. 肺动脉狭窄
B. 主动脉骑跨
C. 室间隔缺损
D. 右心室肥大
1. 主动脉
2. 肺动脉
3. 动脉导管
4. 上腔静脉
5. 右肺动脉
6. 右肺静脉
7. 室间隔
8. 右心室
9. 左心室

　　法洛四联症是由于心脏发育不良致主动脉肺动脉隔偏向肺动脉,其特征为肺动脉狭窄、主动脉骑跨、室间隔缺损和右心室肥大。患儿的预后取决于肺动脉狭窄程度及侧支循环情况。

胎儿血液循环的特点

6. 胎儿血液循环

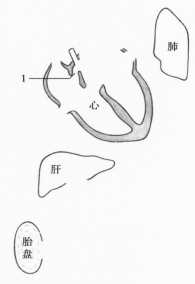

图 24-6A

与胎儿血液循环特点密切相关的器官和结构：胎盘、肺、肝和心脏。心壁为冠状切面背侧壁，胚胎心房间留有卵圆孔(1)。

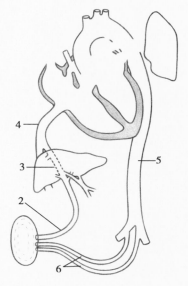

图 24-6B

出入胎盘的血管：脐静脉(2)入肝分支为静脉导管(3)，出肝后汇入下腔静脉(4)；降主动脉(5)分支有两条为脐动脉(6)。

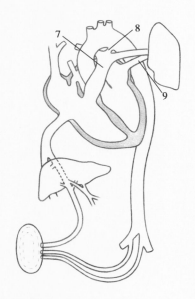

图 24-6C

其他出入心脏和肺的血管：主动脉和肺动脉(7)之间有动脉导管(8)相连，以及左肺静脉(9)。

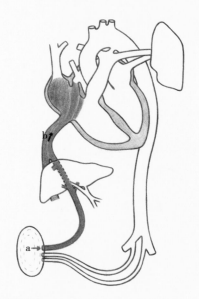

图 24-6D

胎儿血液循环有多处动静脉血混合，红色代表动脉血，蓝色代表静脉血，不同饱和度的红蓝混色代表不同程度的动静脉血混合。
来自胎盘的富含氧和营养物质的血液经脐静脉(a)入肝后大部分经静脉导管直接注入下腔静脉(b)，下腔静脉将混合血注入右心房。

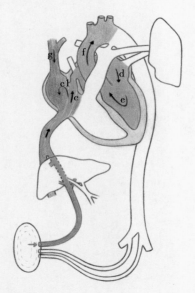

图 24-6E

由于下腔静脉的血流方向正对卵圆孔（c），所以进入右心房的血液除少量（c1）与来自上腔静脉的血液（g）混合外，大部分通过卵圆孔进入左心房（d），然后与来自肺静脉的少量血液混合后进入左心室。

左心室的血液（e）大部分经主动脉弓上的三大分支到头、颈和上肢（f），充分供应其发育所需的营养和氧，从头、颈和上肢回流的静脉血经上腔静脉（g）进入右心房。

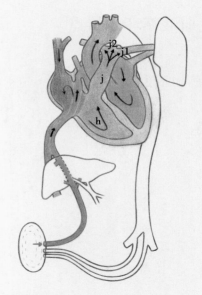

图 24-6F

右心房血液经右心室（h）进入肺动脉（j），其中 90% 以上经动脉导管（j2）注入降主动脉，仅少部分进入肺（j1），经肺静脉回流入左心房。

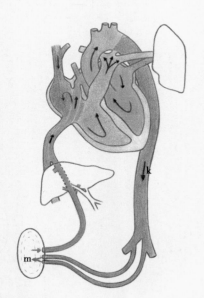

图 24-6G

降主动脉的血液（k）除经分支供应下半身经下腔静脉回流外，还经脐动脉运送至胎盘（m），进行物质交换后经脐静脉返回胎儿体内。

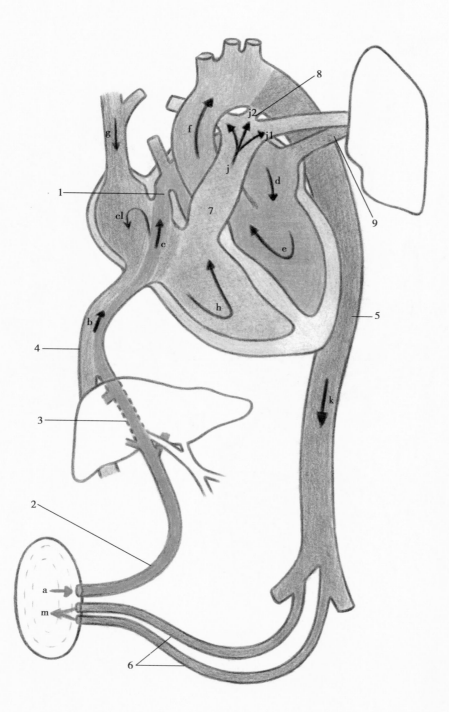

图 24-6 胎儿血液循环

1. 卵圆孔
2. 脐静脉
3. 静脉导管
4. 下腔静脉
5. 降主动脉
6. 脐动脉
7. 肺动脉
8. 动脉导管
9. 左肺静脉
血流方向为：
a-b-c-d-e-f-g-h-j-k-m-a

　　胎儿肺循环量少，无呼吸，经胎盘进行物质交换；胎儿有卵圆孔、动脉导管、静脉导管和脐动、静脉等特殊结构；因此，胎儿血液循环有多处动、静脉血混合。胚胎时期供应头、颈及上半身的血液较供应下半身的血液含氧和营养更丰富，脑、心脏及肝脏等重要器官得以充分发育，所以新生儿上半身相对发育得更丰满。

（刘　渤）

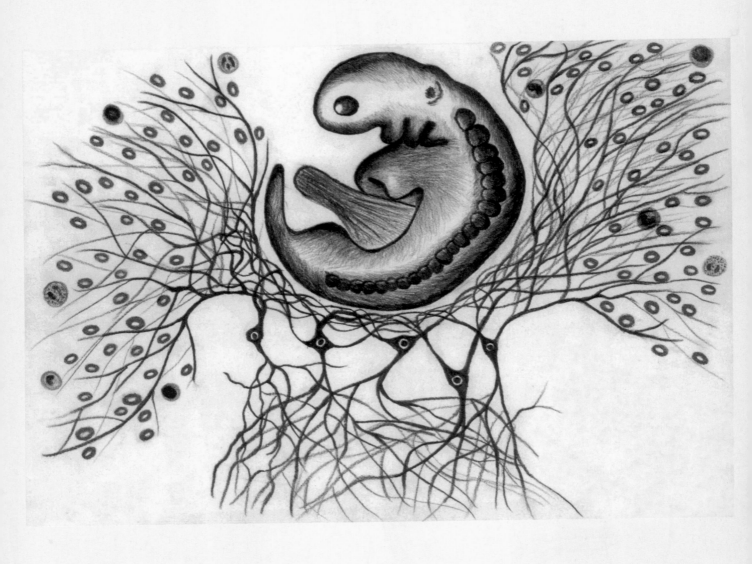

插图

《生命的渴望》

大连医科大学　李晓宇

大连医科大学　2019 年第一届医学生组织胚胎学绘图大赛　一等奖

08